健康ライブラリー　イラスト版

子どものアトピー性皮膚炎
正しい治療法

東京逓信病院皮膚科部長
江藤隆史　監修

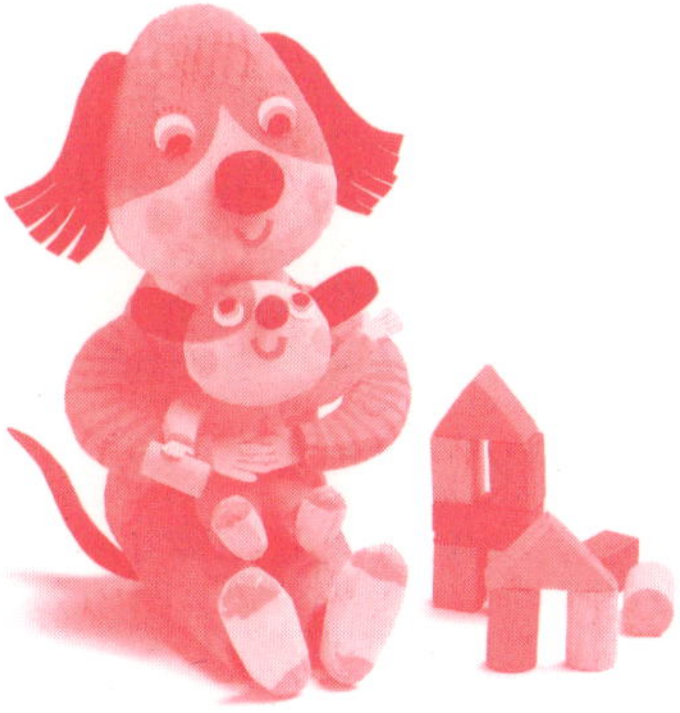

講談社

まえがき

アトピー性皮膚炎は、いろいろと誤解されることが多い病気です。まず、赤ちゃんや幼児期に発症することが多いのですが、これは両親にアレルギー体質があったためだけではありません。もっと多くの要因で発症するのです。

治療すれば、体質が変わり完治すると思っている方もいます。年に二～三回悪化することがあって、そのときに薬が必要なのに、受診された患者さんや保護者から「治ってない」と怒られてしまうのです。そういわれても医師は困ります。たとえば風邪をひいてお医者さんに行ったとします。その人がまた翌年風邪をひいたからといって、「完治したはずじゃないか」と怒らないでしょう。風邪はまたひくのです。アトピー性皮膚炎も同じ。それが、「くり返す慢性の湿疹」という定義なのです。

アトピー性皮膚炎の大きな特徴はかゆいことです。かゆみは痛みよりもつらいかもしれません。かゆくてかけば悪化します。だから、かゆみがゼロになる薬があれば、アトピー性皮膚炎の治療は大きく進むでしょう。私たちが研究している乾癬《かんせん》という病気では、大変な勢いで新しい薬が毎年一個はつくられているのですが、次はアトピーの番だと思います。

本書では、かゆみへの対処も具体的に紹介していますが、なにより効果があるのは、正しい治療をすることです。本当によくなりたいと思うなら、薬をきちんと塗り、スキンケアをこまめにおこない、悪化因子をできるだけ減らすことです。医師まかせにせず、自らも積極的に取り組めば、完治したような状態を維持できます。

むしろ、完治ということをあまり強く思わず、うまく生活して、アトピーなんかあっても普通だ、それよりももっと幸せになれるんだと思うことが一番重要です。私は「楽しい皮膚科、明るい皮膚科」を診療のモットーにしています。皆さんも「○○ができない」と思うより、「今を楽しく幸せに過ごしたほうがいい」と、おおらかに構えるほうがいいのではないでしょうか。

本書が皆さんのお役に立つ一冊になることを願っています。

東京逓信病院皮膚科部長
江藤 隆史

子どものアトピー性皮膚炎 正しい治療法

もくじ

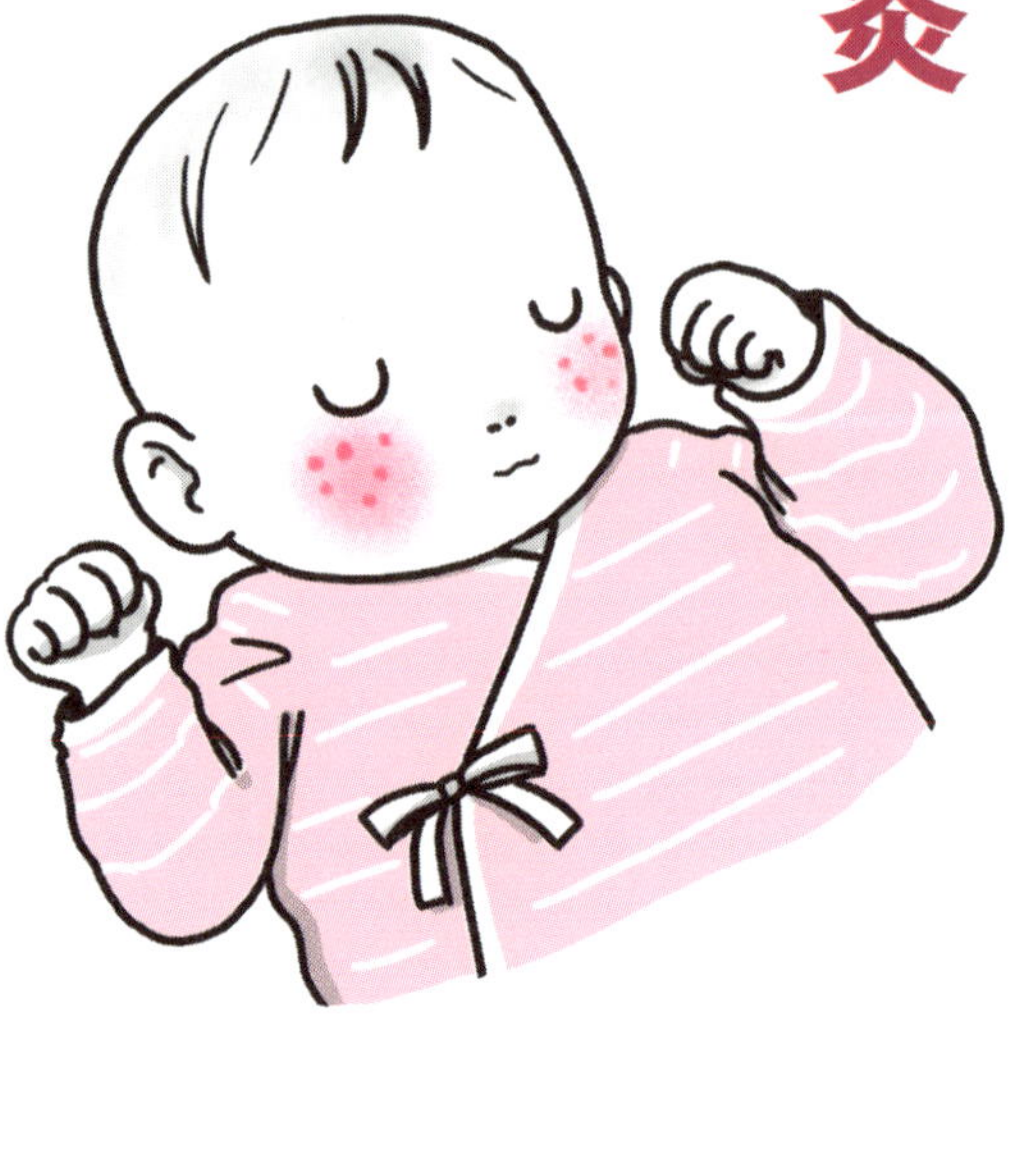

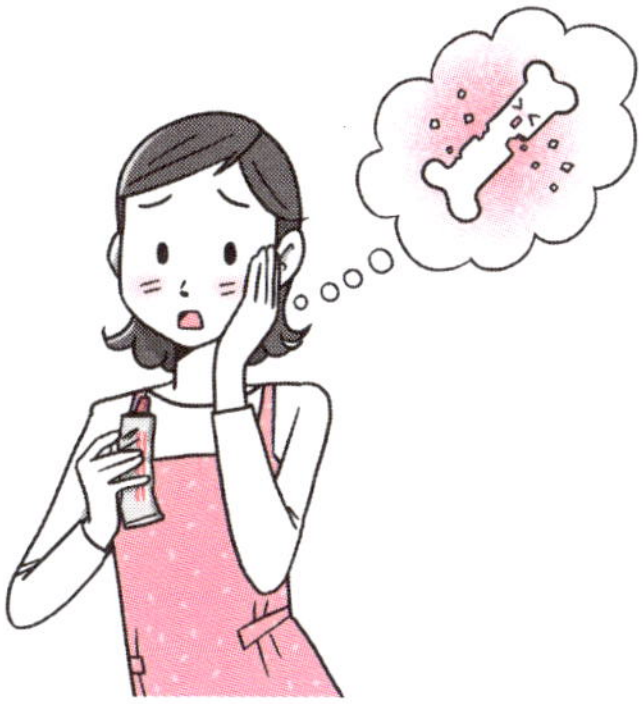

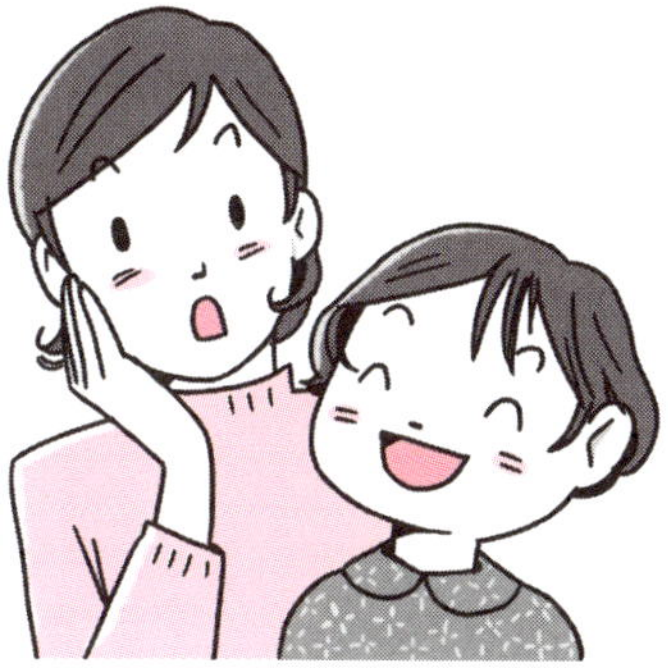

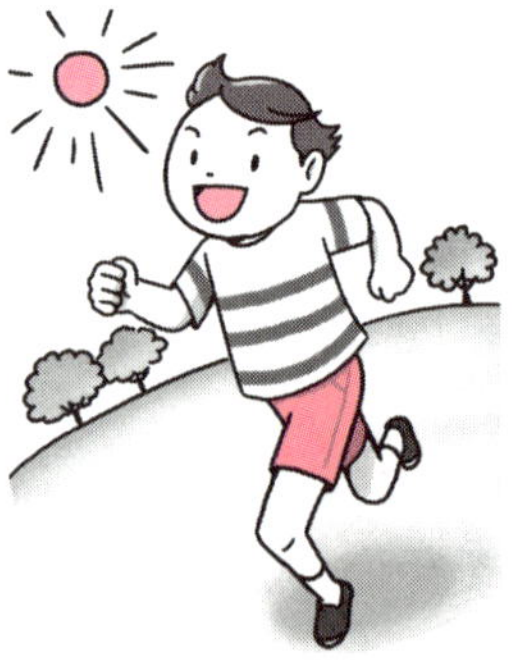

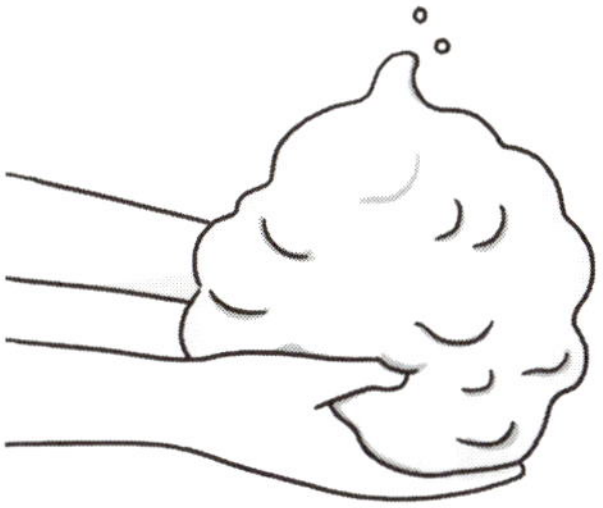

ステロイドはこわい薬
――それは誤解です

ステロイドの副作用で……

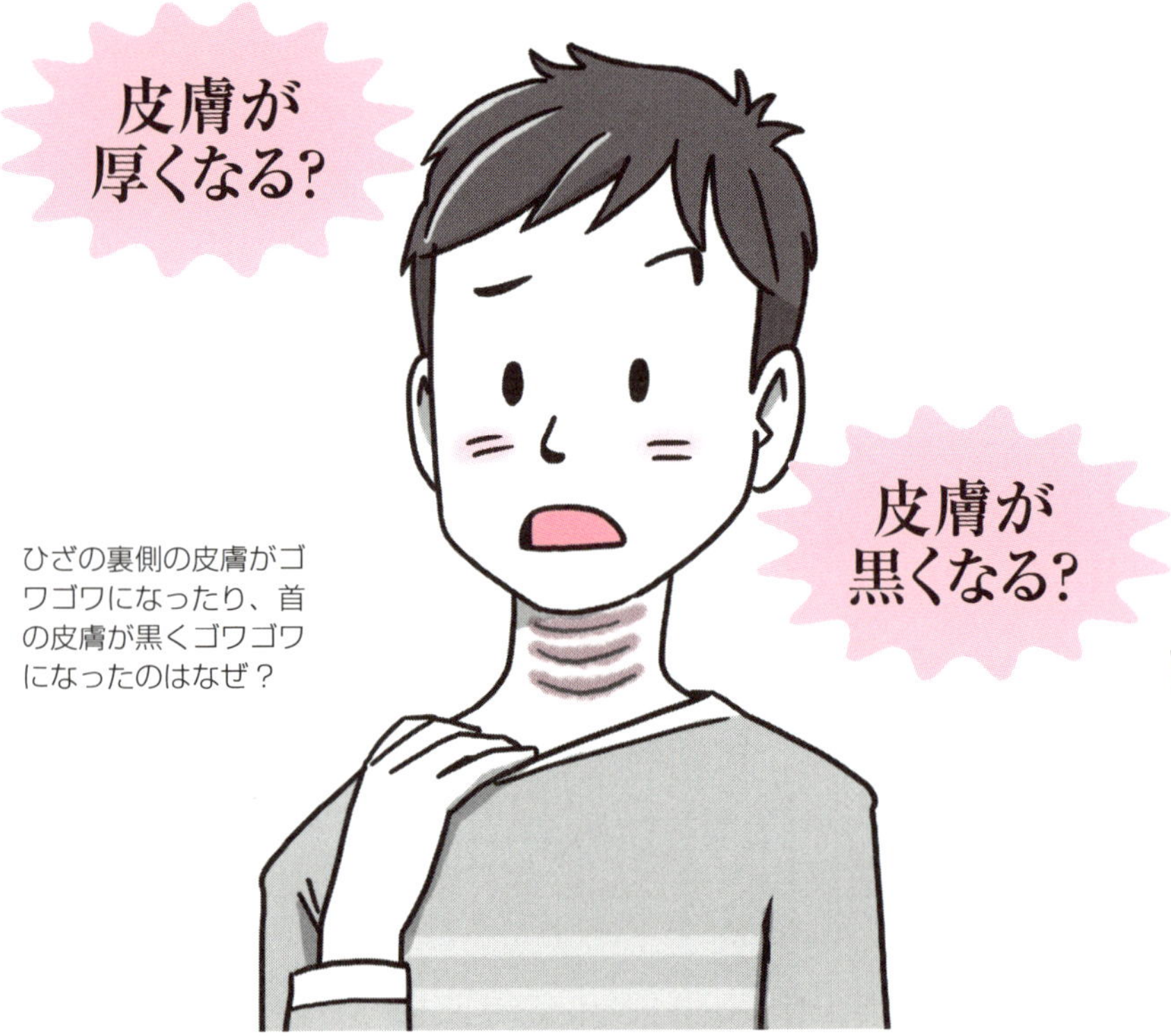

ひざの裏側の皮膚がゴワゴワになったり、首の皮膚が黒くゴワゴワになったのはなぜ？

副作用ではなく、アトピー性皮膚炎の症状です

ステロイドの塗り薬の副作用と、アトピー性皮膚炎が悪化したために起こる症状を混同している人がよくいます。

皮膚が黒くなったり（色素沈着）、厚くなったり（苔癬《たいせん》化《か》）するのは、炎症が長引いたために起こる反応。適切な強さ・量のステロイドを使わず、炎症が完全に抑えられないまま長引くと、これらの変化が起こってきます。これを、副作用とかんちがいしてしまうのです。

くわしくは86ページ

ステロイドを塗っていると……

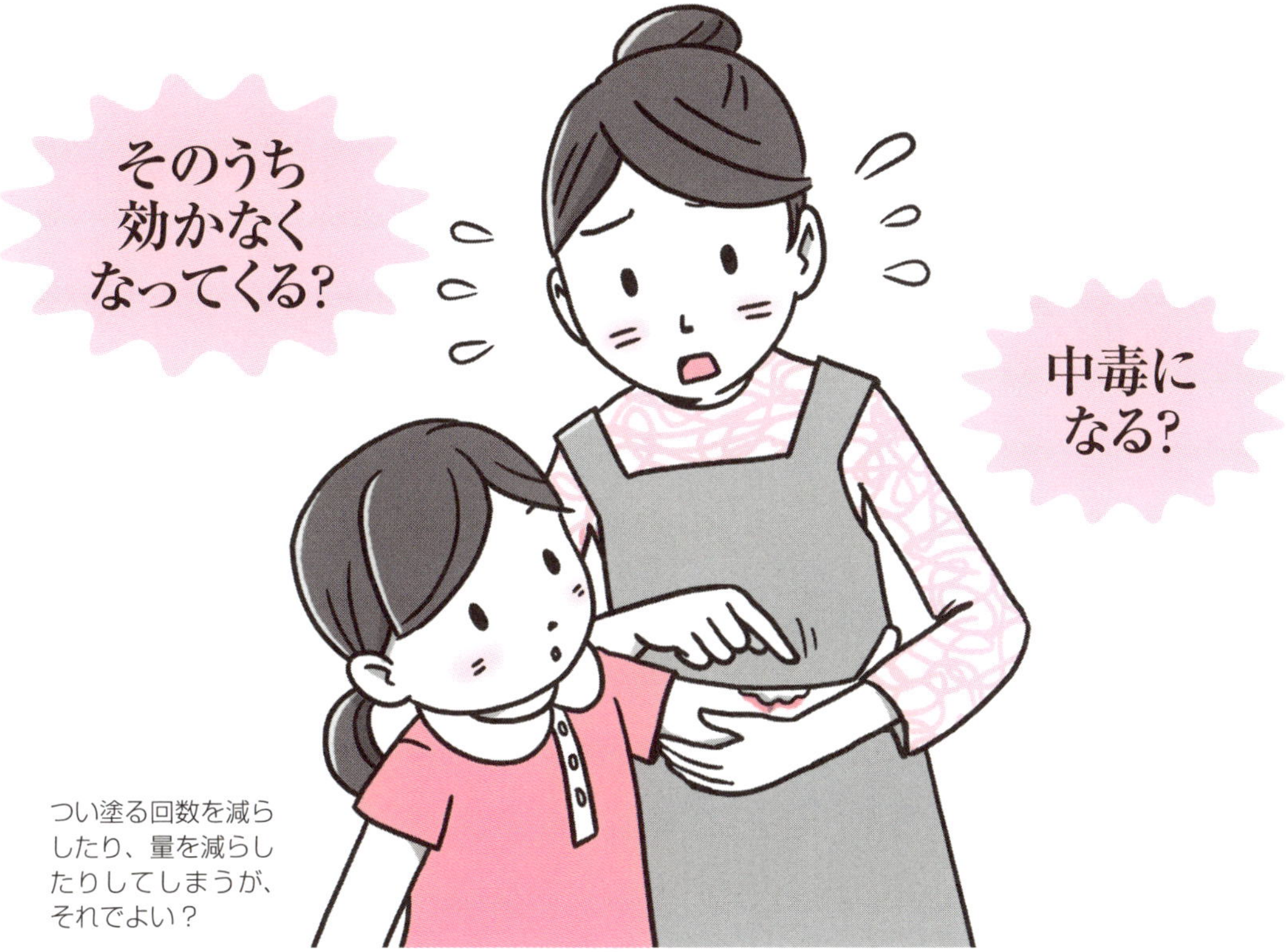
そのうち
効かなく
なってくる?
中毒に
なる?
つい塗る回数を減らしたり、量を減らしたりしてしまうが、それでよい？

正しく使えば、使わなくてよい状態になります

ステロイド外用薬の効果が薄れてきたと感じる場合、多くは、正しい使い方をしていないため。「塗ったり塗らなかったりしている」「症状の程度に合わない弱いステロイド外用薬を使いつづけている」ことが原因です。

中毒になってやめられなくなる、というのも、まったく逆です。ステロイド外用薬を適切に使って、皮膚が回復してくると、しだいに保湿などのスキンケアだけでよい状態を保てるようになります。ステロイド外用薬を適切に使うことが、むしろステロイド離脱への早道なのです。

くわしくは80、82ページ

ステロイドは強い薬だから……

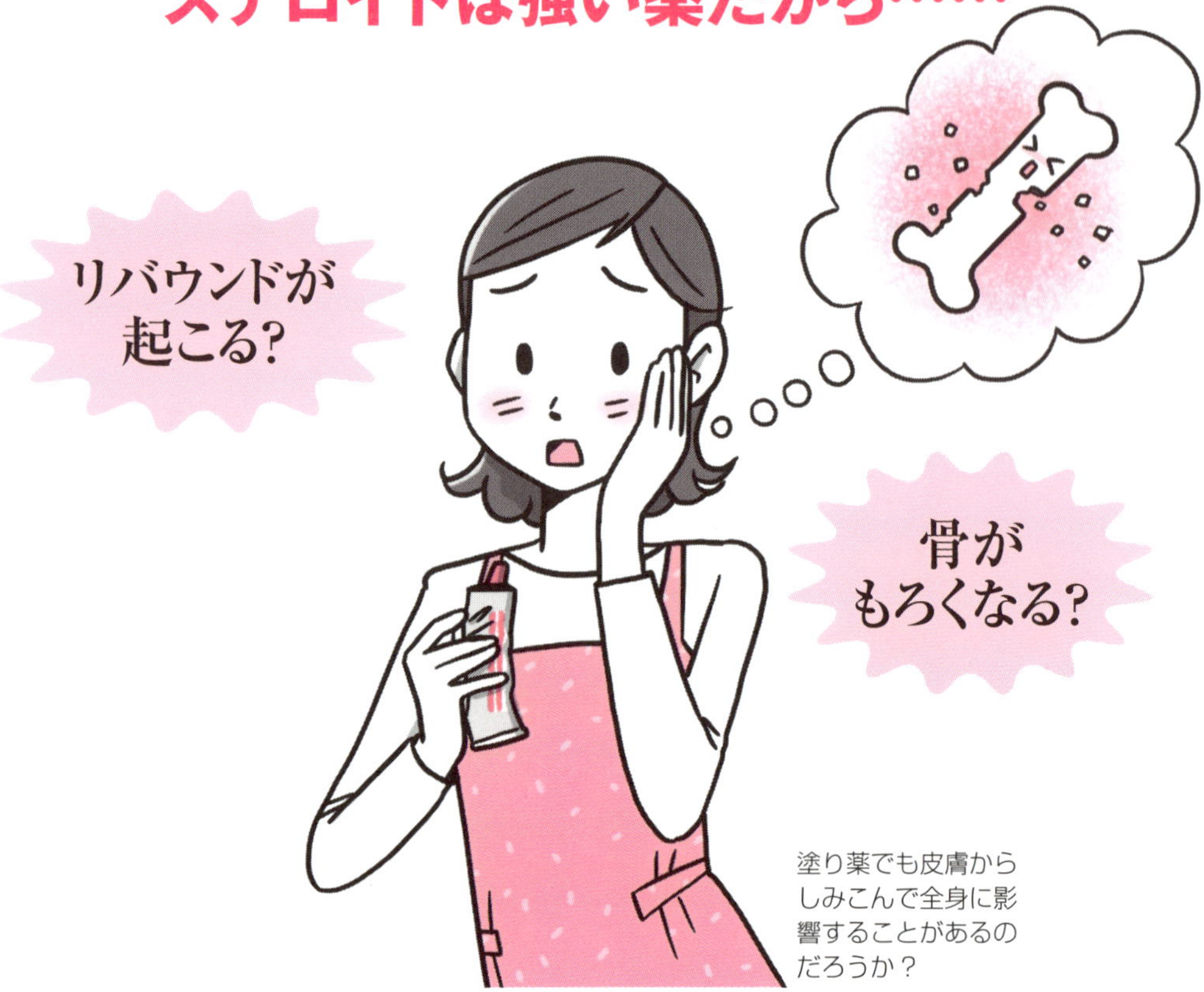

塗り薬でも皮膚からしみこんで全身に影響することがあるのだろうか？

飲み薬を大量に使う場合のことです

ステロイドの塗り薬にも副作用はあります。ただし、塗った部分にだけ起こります。塗り薬が皮膚から吸収されて、骨にまで影響を及ぼすことはありません。

また、「リバウンド」とは、ステロイドの飲み薬を長い間使っていて、突然やめたときに起こる全身症状です。アトピー性皮膚炎の場合、表面がきれいになったからとステロイド外用薬を勝手に中断し、炎症が再び悪化する状態を「リバウンド」と誤解している人が多いようです。

くわしくは86ページ

1

原因は親のアレルギー体質?

子どものほおが赤くなったり、湿疹ができたりすると、
アトピー性皮膚炎かと考えるかもしれません。しかし、自己診断は禁物。
医療機関で検査をして、正しい診断をしてもらいましょう。
もし、アトピー性皮膚炎と診断されても、自分のアレルギー体質のせいかと
悩まないでください。発症には環境など
多くの要因がかかわっています。

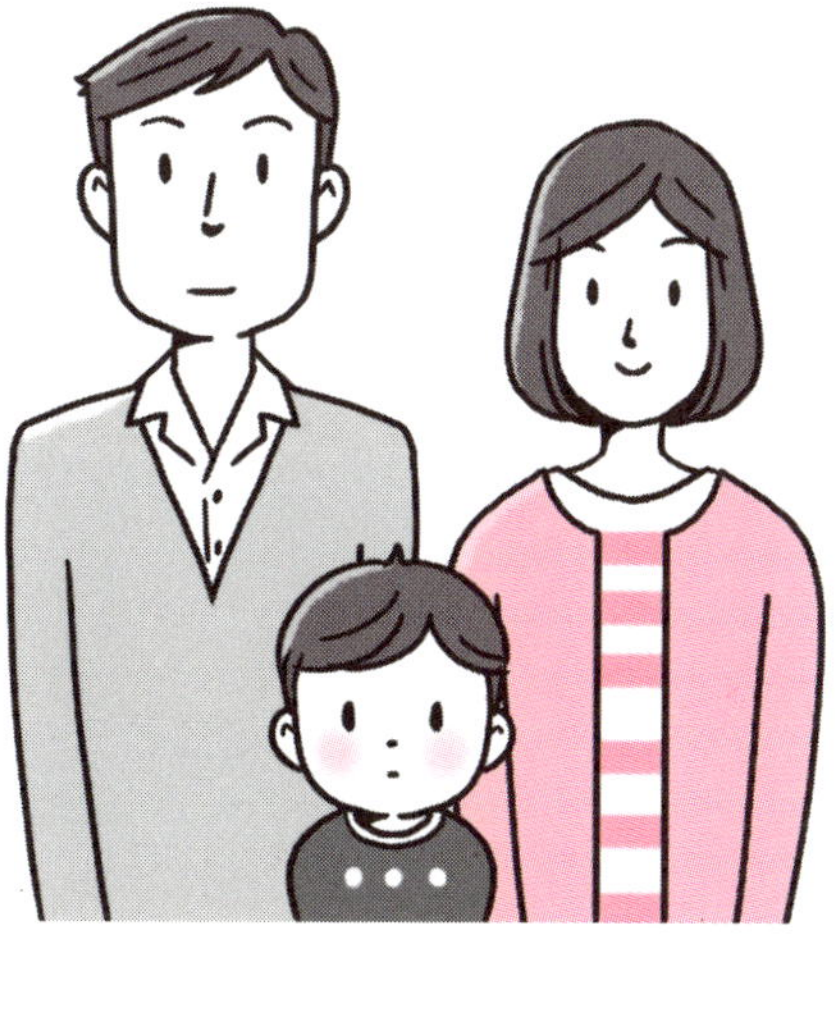

症状

つらいのは、ひどいかゆみ・皮膚の変化

アトピー性皮膚炎の特徴は、かゆみと皮膚の症状。皮膚炎がひどくなるとかゆみも強くなり、かくと皮膚炎が悪化してますますかゆくなる……というどろ沼状態が、患者さんや家族を苦しめます。

つらい症状

アトピー性皮膚炎の特徴であるかゆみは、皮膚炎を悪化させるもとでもあります。アトピー性皮膚炎の治療には、かゆみは最大の敵ともいえるのです。

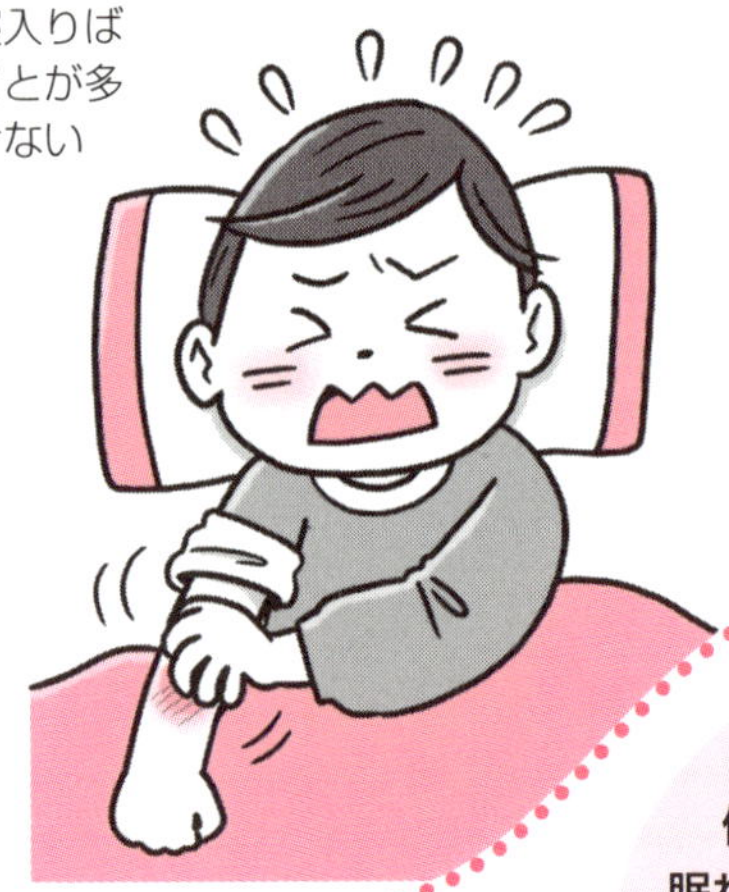

かゆみは寝入りばなに増すことが多く、寝つけない

かゆみ

「体の中からかゆみがわき上がってくる」といわれるほど、強いかゆみが起こります。かゆいからといってかきつづけると皮膚を傷めて炎症を悪化させ、さらに強いかゆみを招きます。

眠れない

体がかゆいと、なかなか眠れません。本人はもちろん、見守る家族も、睡眠不足からストレスがたまったり、気持ちが不安定になったりします。

イライラする

かゆいことじたいも、皮膚をかかないようがまんすることも、イライラのもとです。落ち着かず、怒りっぽくなります。

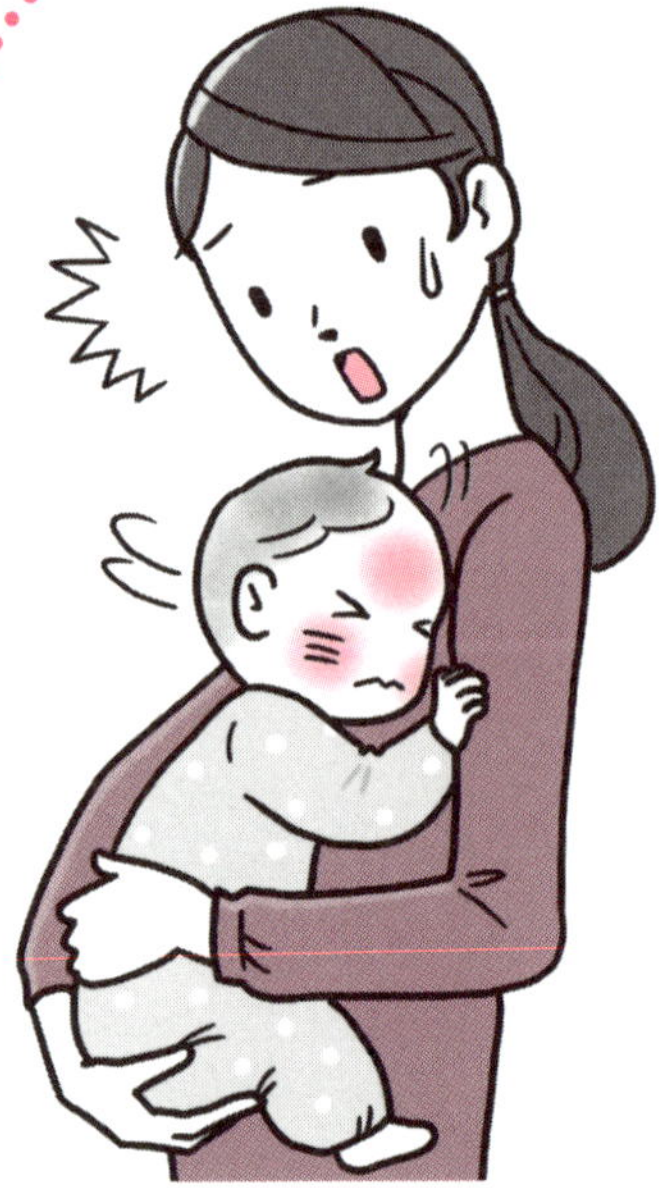

赤ちゃんはかゆさを訴えられない。抱っこしている大人の服に顔をこすりつけるのは、かゆいから

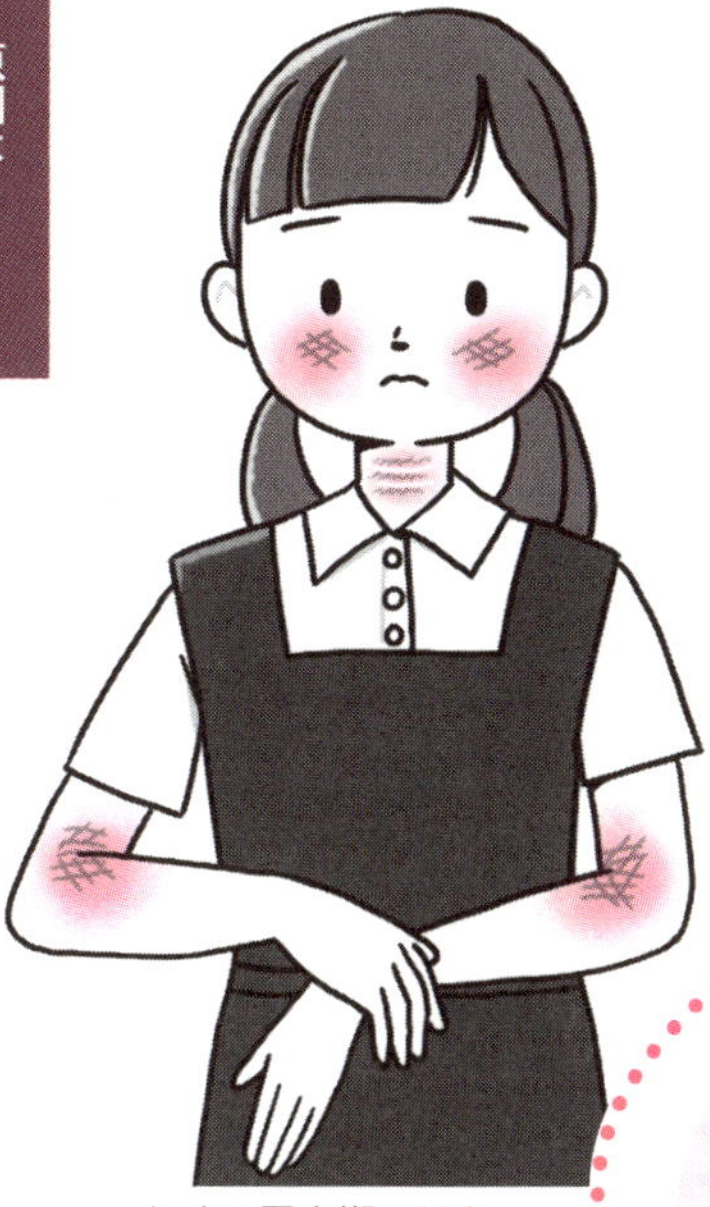

とくに思春期にはかゆみだけでなく、肌の変化も大きな悩み。人前に出られなくなる子どももいる

皮膚の変化

アトピー性皮膚炎は症状が目にみえるので、炎症がひどい時期は、他人からみられるというストレスが強くなり、本人はとてもつらい思いをします。

黒くなる

炎症がひどかったり、何度もかき壊したりしていると、皮膚がガサガサと硬くなり、色素が沈着して黒っぽくなります。とくに首は色素沈着が起こりやすい部位です。

汚くなる

炎症部分が赤く腫れたり、ジクジクしたりします。また、治りかけて古い皮膚がはがれ落ちるときに、白っぽいフケのようにみえたりします。

不安感

アトピー性皮膚炎は、よくなったり悪くなったりをくり返しながら、長い間続きます。一生このままだと思いこんだり、進学・就職・結婚など、将来の展望を描けず、不安にさいなまれる人も少なくありません。

自己嫌悪

かいてはいけないとわかっていても、ついかいてしまう。そんな自分を責めてしまう人もいます。

かゆくて泣く子をみているのもつらい

アトピー性皮膚炎の特徴は、強いかゆみ。本人がかゆくてつらいのはもちろん、そんな子どもをみているのも、つらいものです。血がにじんで汁のようなものが出ていると、心配は募ります。

子どものころに発症するケースが多いので、これからどうなるのかと親が悲観的になることも。本人の気持ちに寄りそい、はげます余裕がなくなってしまうこともしばしばです。

皮膚の状態

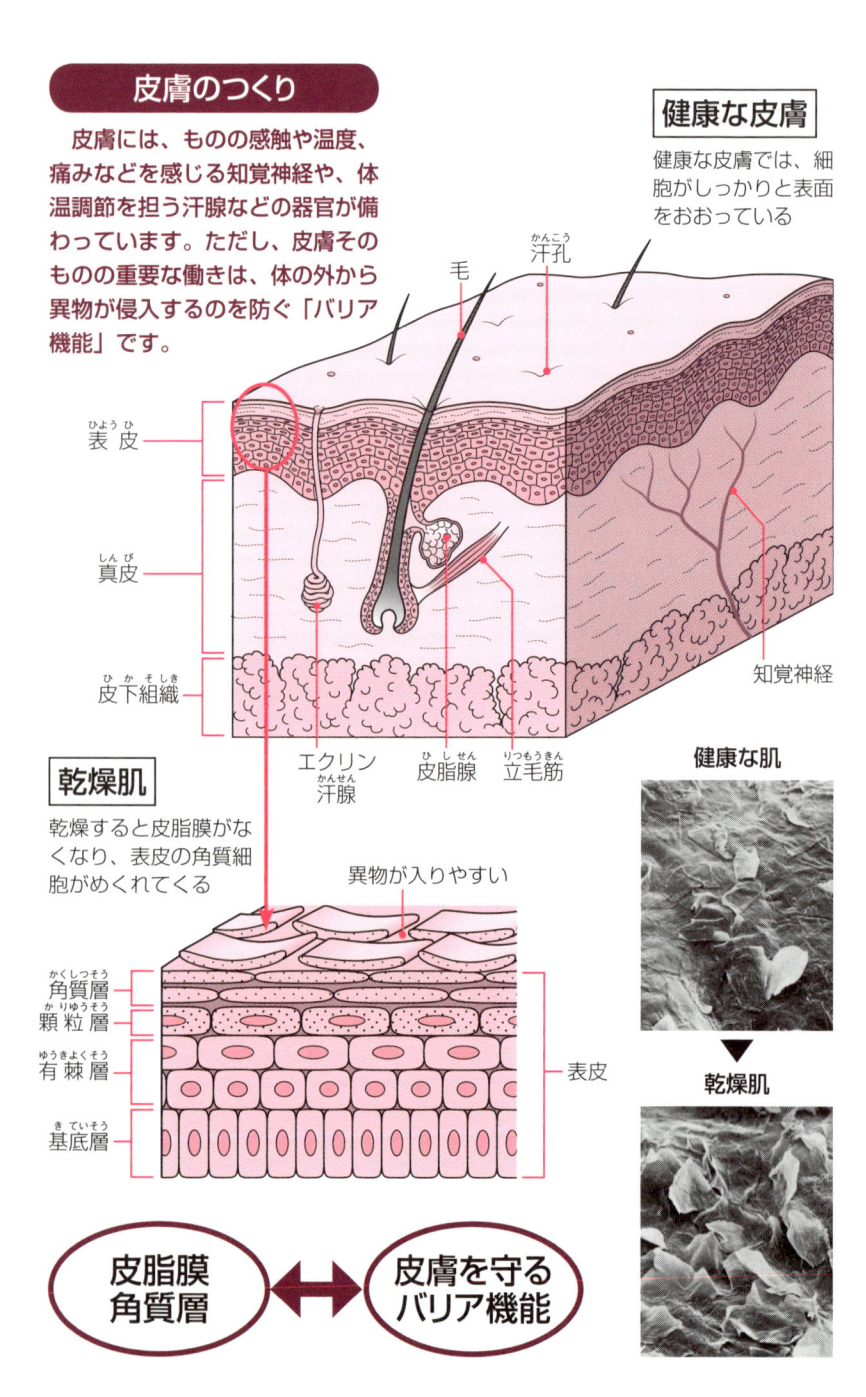

バリアが壊れて皮膚の層がすきまだらけに

皮膚には「体内と外の世界を隔てるバリア」という大事な役割があります。ところが、アトピー性皮膚炎では、外からの異物が侵入しやすく、しかも、皮膚の潤いが失われやすい状態になっています。

皮膚のつくり

皮膚には、ものの感触や温度、痛みなどを感じる知覚神経や、体温調節を担う汗腺などの器官が備わっています。ただし、皮膚そのものの重要な働きは、体の外から異物が侵入するのを防ぐ「バリア機能」です。

健康な皮膚

健康な皮膚では、細胞がしっかりと表面をおおっている

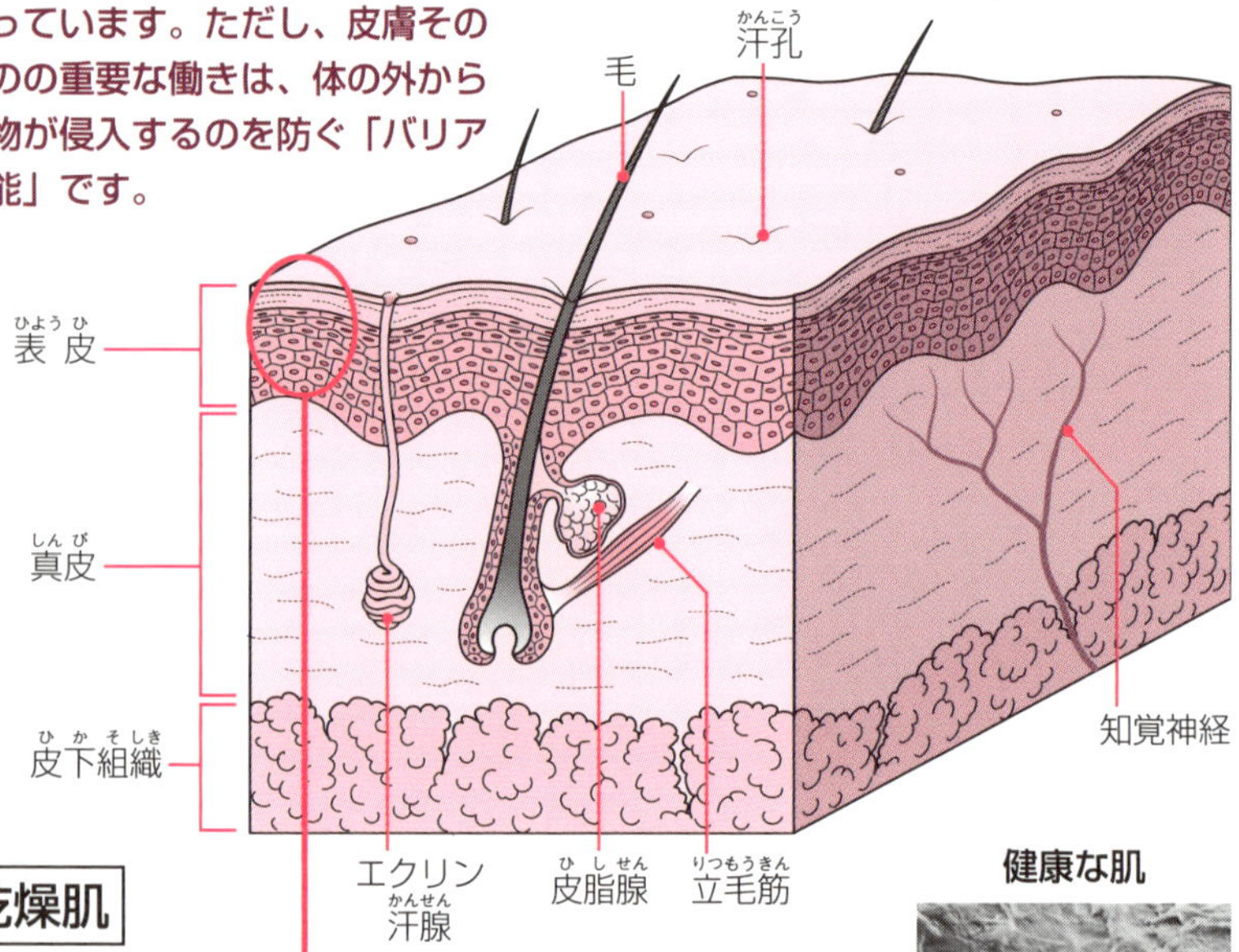

毛
汗孔《かんこう》
表皮《ひょうひ》
真皮《しんぴ》
皮下組織《ひかそしき》
知覚神経
エクリン汗腺《かんせん》
皮脂腺《ひしせん》
立毛筋《りつもうきん》

乾燥肌

乾燥すると皮脂膜がなくなり、表皮の角質細胞がめくれてくる

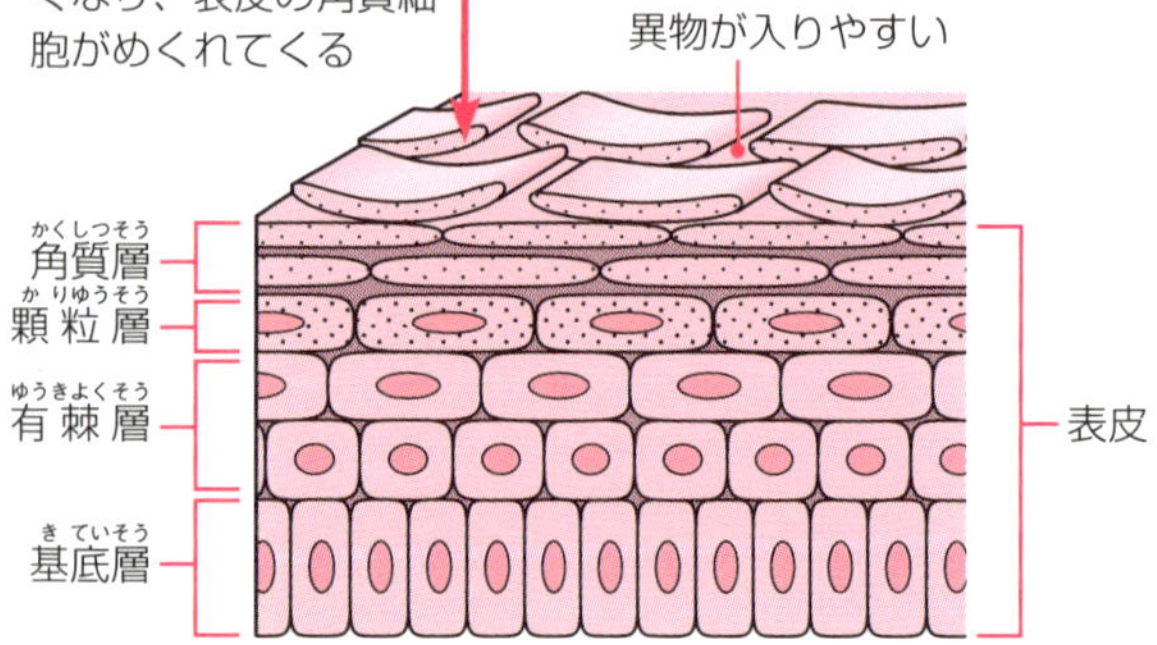

異物が入りやすい
角質層《かくしつそう》
顆粒層《かりゅうそう》
有棘層《ゆうきょくそう》
基底層《きていそう》
表皮

健康な肌

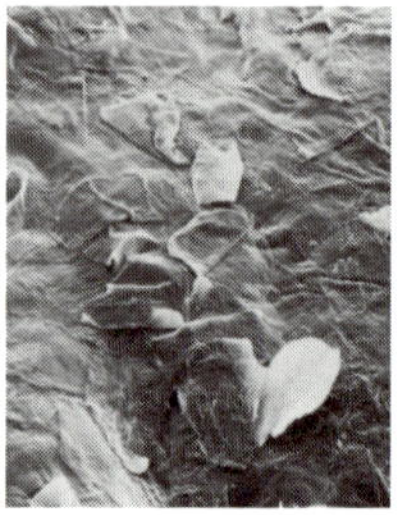

▼

乾燥肌

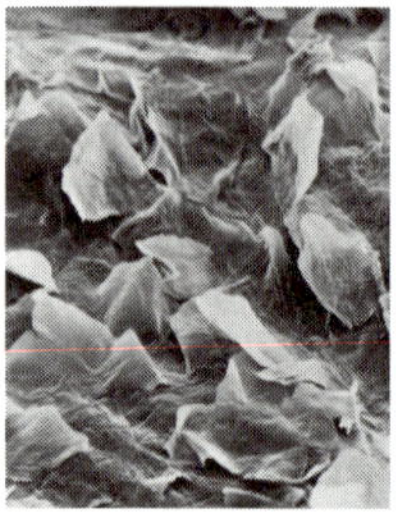

皮脂膜 角質層 ↔ **皮膚を守るバリア機能**

バリア機能は皮脂膜と角質層にある

皮膚は、大きく表皮と真皮の二つの層に分けられ、表皮はさらに四つの層から成っています。

これらの層のうち、バリア機能を担うのはいちばん外側の「角質層」と、さらにその表面をおおう「皮脂膜」です。この二つが、外部からの刺激をシャットアウトし、かつ、皮膚内部の水分が蒸発するのを防いでいるのです。

バリア機能の低下

皮膚が乾燥すると角質にすきまができ、皮膚のバリア機能が低下します。アレルギーの原因物質などが皮膚の中に侵入しやすくなり、アトピー性皮膚炎を招くのです。

健康な皮膚

角質細胞が並び、角質細胞間脂質（セラミド）が間を埋め、皮脂膜がしっかりふたをしている

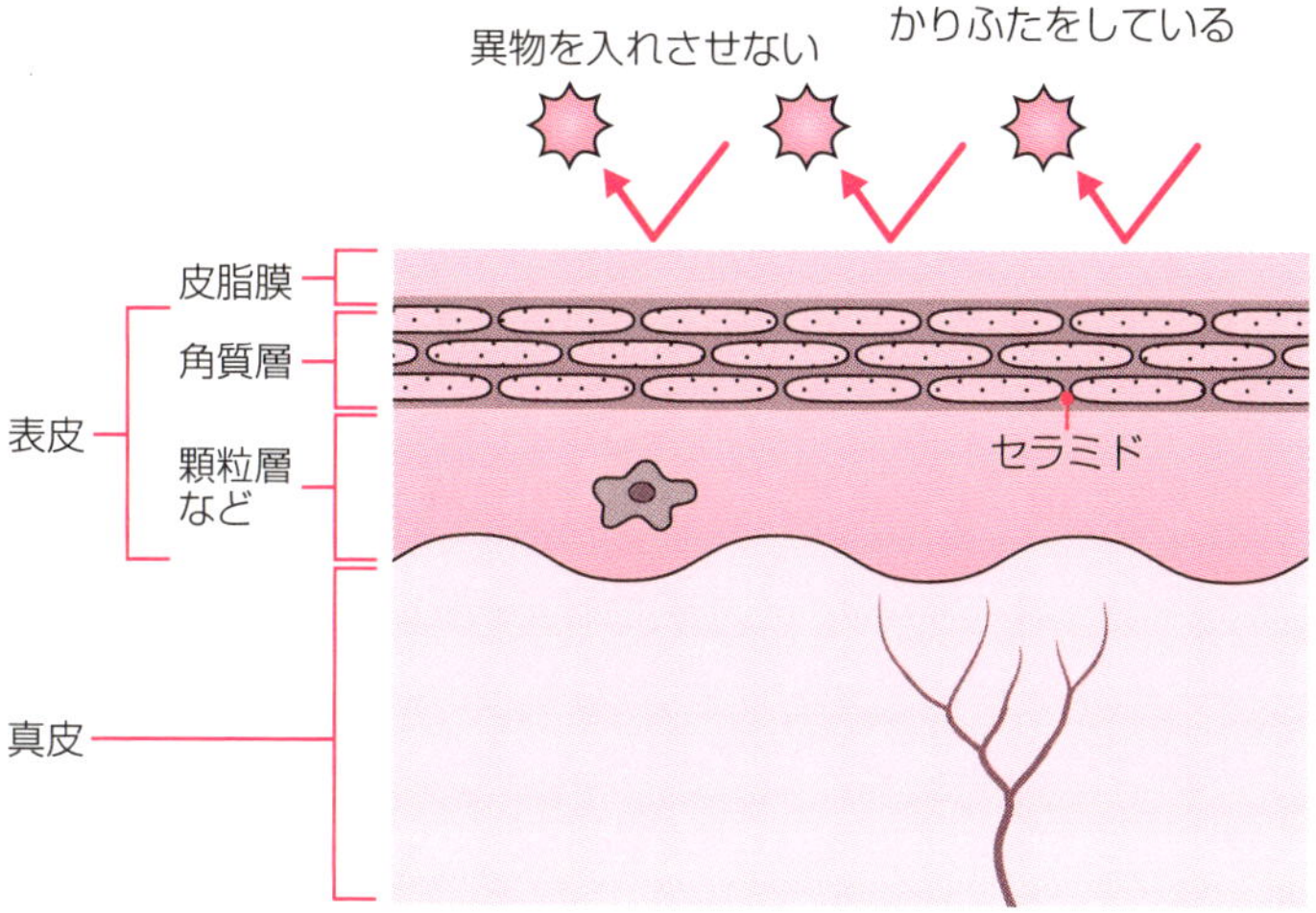
異物を入れさせない
皮脂膜
角質層
表皮
顆粒層
など
セラミド
真皮

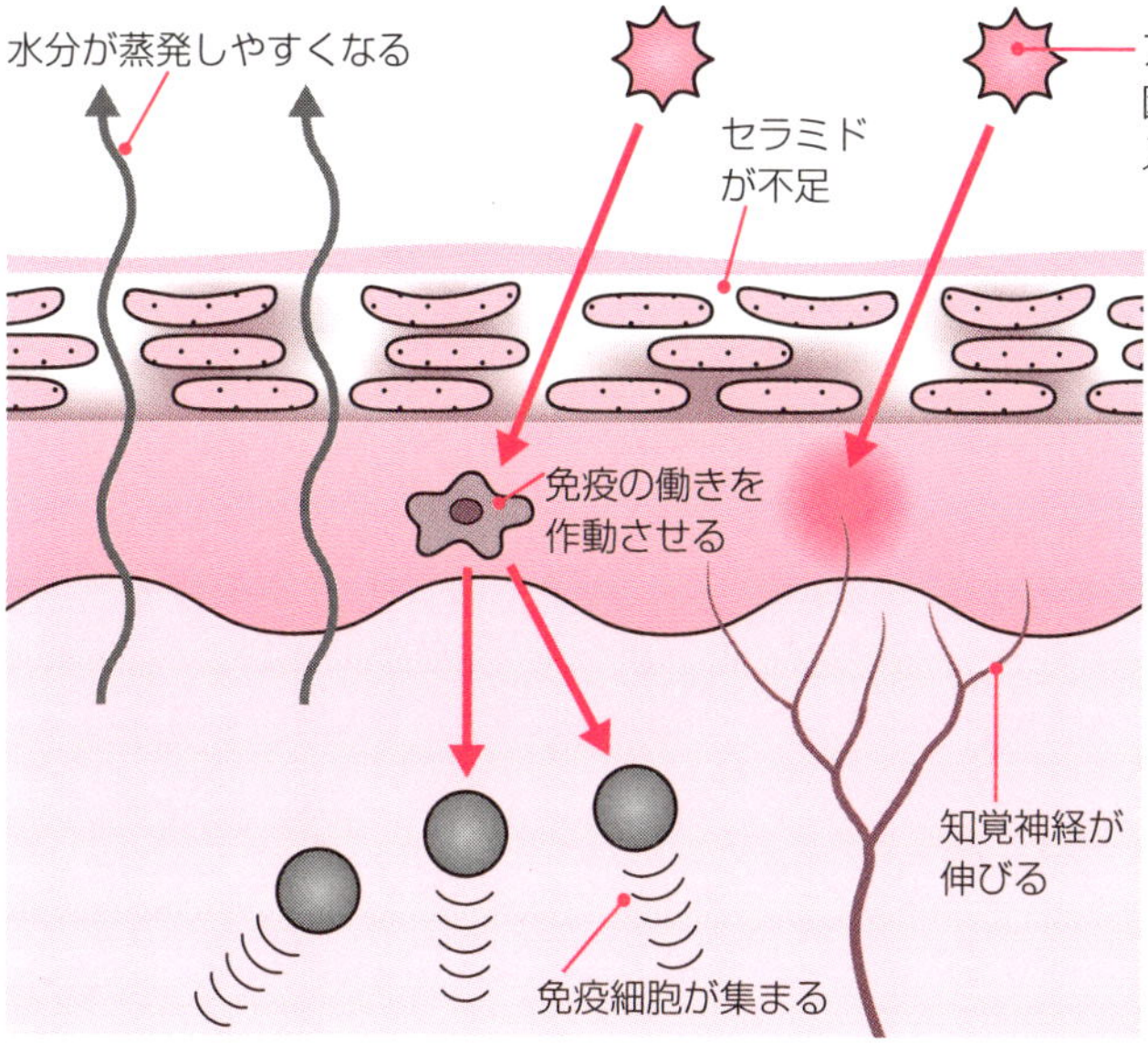
水分が蒸発しやすくなる
アレルギーの原因物質や細菌が入りやすい
セラミドが不足
免疫の働きを作動させる
知覚神経が伸びる
免疫細胞が集まる

アトピー性皮膚炎

皮脂膜が薄くなるか失われている。角質細胞間脂質（セラミド）が不足して細胞同士の結びつきが弱くなり、バリア機能が低下する。一方、かゆみを感じる知覚神経が伸びる

かゆみに敏感になる

原因

アトピー素因だけでなく環境の影響が大きい

なぜ子どもがアトピー性皮膚炎になったのかと悩む人は多いでしょう。体質、肌の乾燥のしやすさ、環境など、原因は多岐にわたります。親にアトピー性皮膚炎がなくても発症することもあります。

原因はひとつにしぼれない

アトピー性皮膚炎は、年齢によって症状が違っていたり、一度治まったものの、再び悪化したりすることがよくあります。

これは、アトピー性皮膚炎の発症・悪化には体質だけではなく、いろいろな要因がかかわっている

乾燥肌からアトピーへ

皮膚が乾燥していると、それだけで角質層のバリア機能は低下します。さらに、皮膚をかいて傷つけると、その傷からアレルギーの原因物質（アレルゲン）が入りこみ、アレルギー性の炎症を招きます。

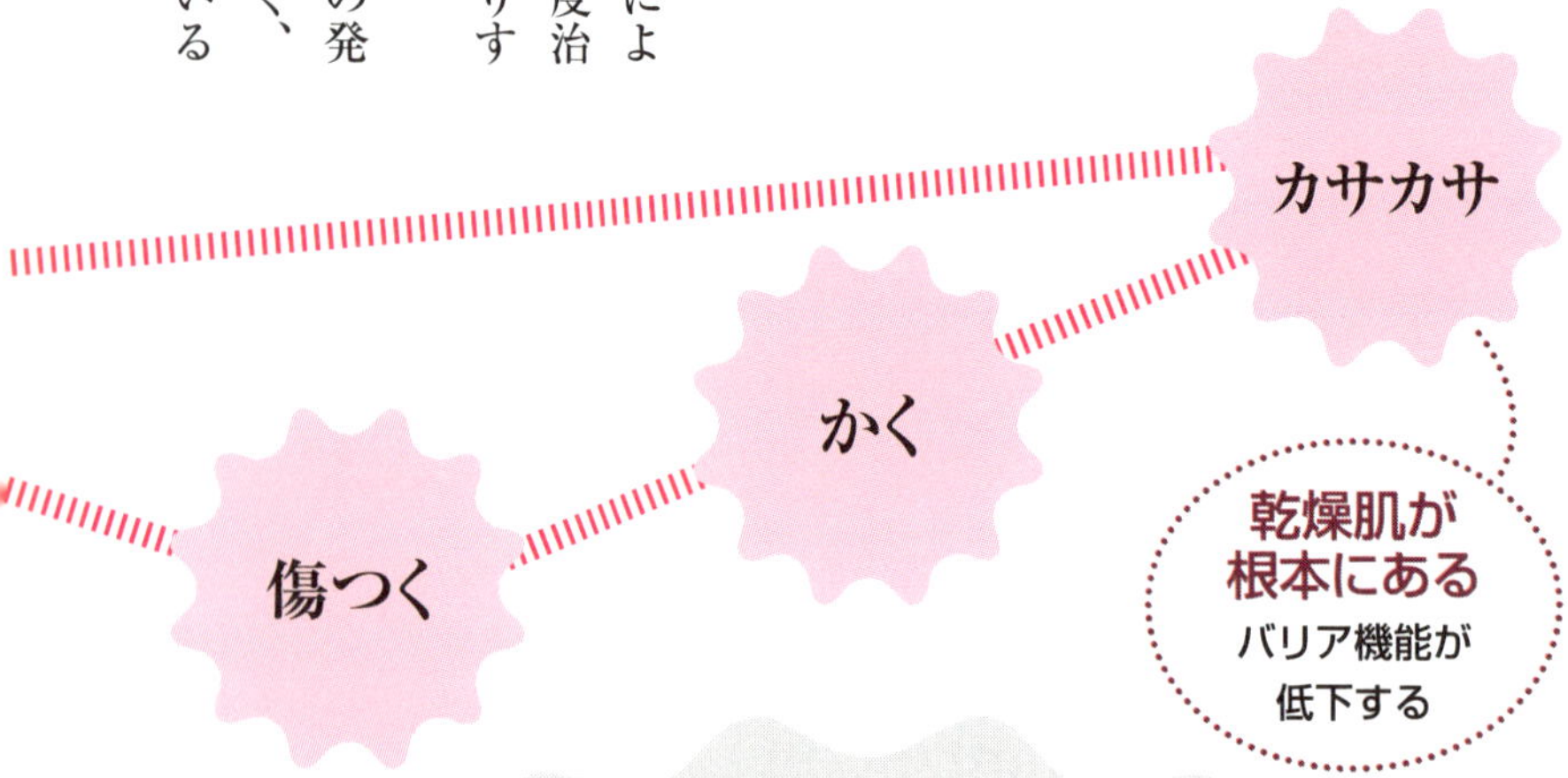

環境要因とは

年齢によって環境要因は違います。

2歳未満	2〜12歳	13歳以上

（2歳未満・2〜12歳）
●食物　●汗　●乾燥　●かくこと　●物理化学的刺激（よだれ、石けん、洗剤、衣服など）　●ダニ、ほこり、ペットなど　●細菌

（2〜12歳・13歳以上）
●細菌　●ダニ、ほこり、ペットなど　●ストレス　●汗　●乾燥　●かくこと　●物理化学的刺激（石けん、洗剤、衣服など）　●食物

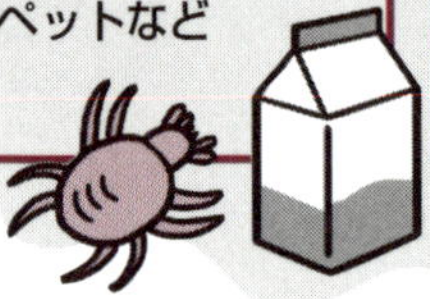

厚生労働科学研究「アトピー性皮膚炎治療ガイドライン 2008」

からだと考えられています。

乾燥しやすく、刺激に弱い皮膚に、ダニやほこりなどのアレルギー物質、温度や湿度などの環境要因、それに汗などの刺激が加わると、炎症が起こるのです。

また、年齢によっても、アトピー性皮膚炎にかかわる要因は変わってきます。ひとつの要因にこだわりすぎないようにしましょう。

アトピー素因とは

アトピー性皮膚炎の患者さんにはアトピー素因があることがわかっています。アトピー素因とは、

①家族に、アレルギー疾患（気管支喘息《ぜんそく》、アレルギー性鼻炎、アレルギー性結膜炎、アトピー性皮膚炎のうちいずれか、あるいは複数の疾患）になった人がいる。

② IgE 抗体（→ P16）を産生しやすい。

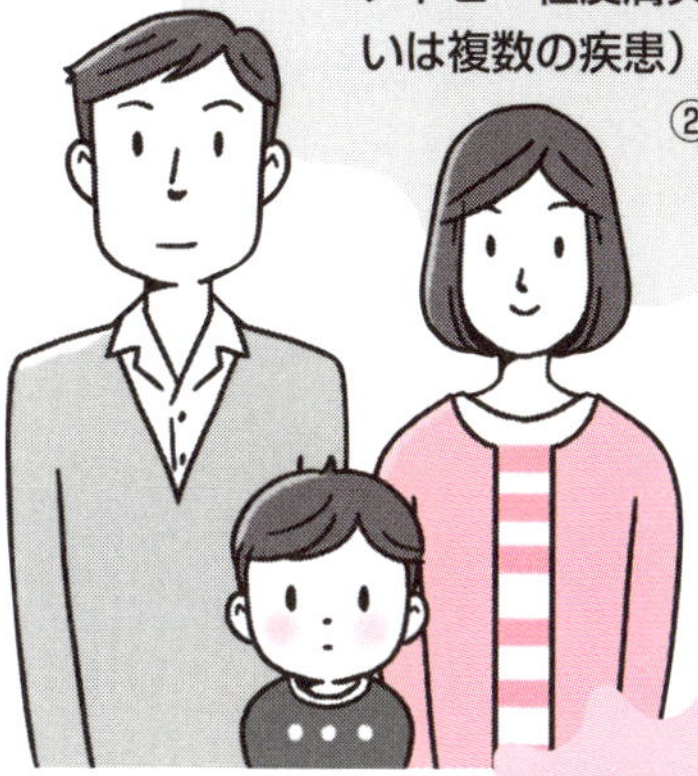

家族にアトピー素因があることも原因のひとつ

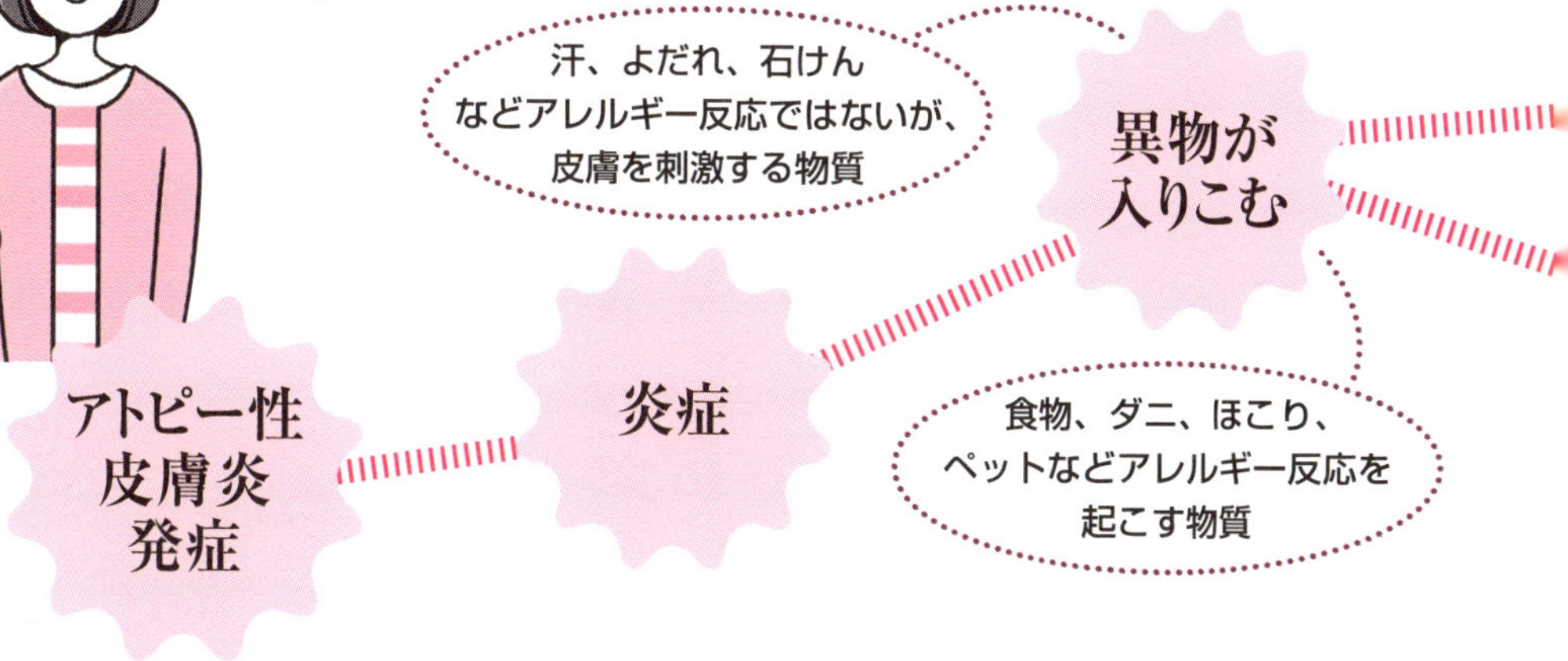
汗、よだれ、石けんなどアレルギー反応ではないが、皮膚を刺激する物質
食物、ダニ、ほこり、ペットなどアレルギー反応を起こす物質
異物が入りこむ
炎症
アトピー性皮膚炎発症

Q 親がアレルギーだから、子どももなった？

両親のどちらかにアトピー素因があると、その体質は遺伝する傾向があります。最近では、アトピー性皮膚炎に関係する遺伝子もいくつか特定されています。

しかし、アトピー性皮膚炎は体質だけで発症するわけではありません。自分を責めず、あせらずに治療に取り組んでください。

新しい説――フィラグリンがつくれない

アトピー性皮膚炎では、「フィラグリン」というたんぱく質を生来つくれない体質の患者さんがいることがわかってきました。

フィラグリンは角質層でつくられるたんぱく質で、「天然保湿因子」の材料。皮膚のバリア機能を支える大切な役割があります。フィラグリンが十分にないと、バリア機能が低下するのです。

ただ、この体質の人は日本人の二割ほどしかいないこともわかっています。発症要因の全容は未解明です。

検査

アレルギーを起こすもとを検査数値から探る

診断や治療の参考にするために、アトピー素因の有無や原因物質を調べます。ただし、本当の原因ではないのに数値が高く出ることもあるので、数値にふりまわされないようにしましょう。

参考のため血液検査をおこなう

どんな要因が炎症を悪化させるかを知るには、血液検査が参考になります。

血液検査では、まずアレルギーに関係する物質が、血液中にどのくらい含まれるかを調べ、アレルギーの原因物質をみつけます。これがＩｇＥ抗体検査です。

近年、このほかＴＡＲＣ《ターク》という検査法ができました。かゆみは自覚的な症状で伝えづらかったのですが、この数値をみることで、アトピー性皮膚炎の重症度が客観的にわかるようになりました。

血液検査

アレルギー反応に関係する「IgE 抗体」の量を調べたり、IgE 抗体の反応からアレルギーの原因物質を推定します。また、血液検査で炎症の程度や重症度もわかるようになりました。

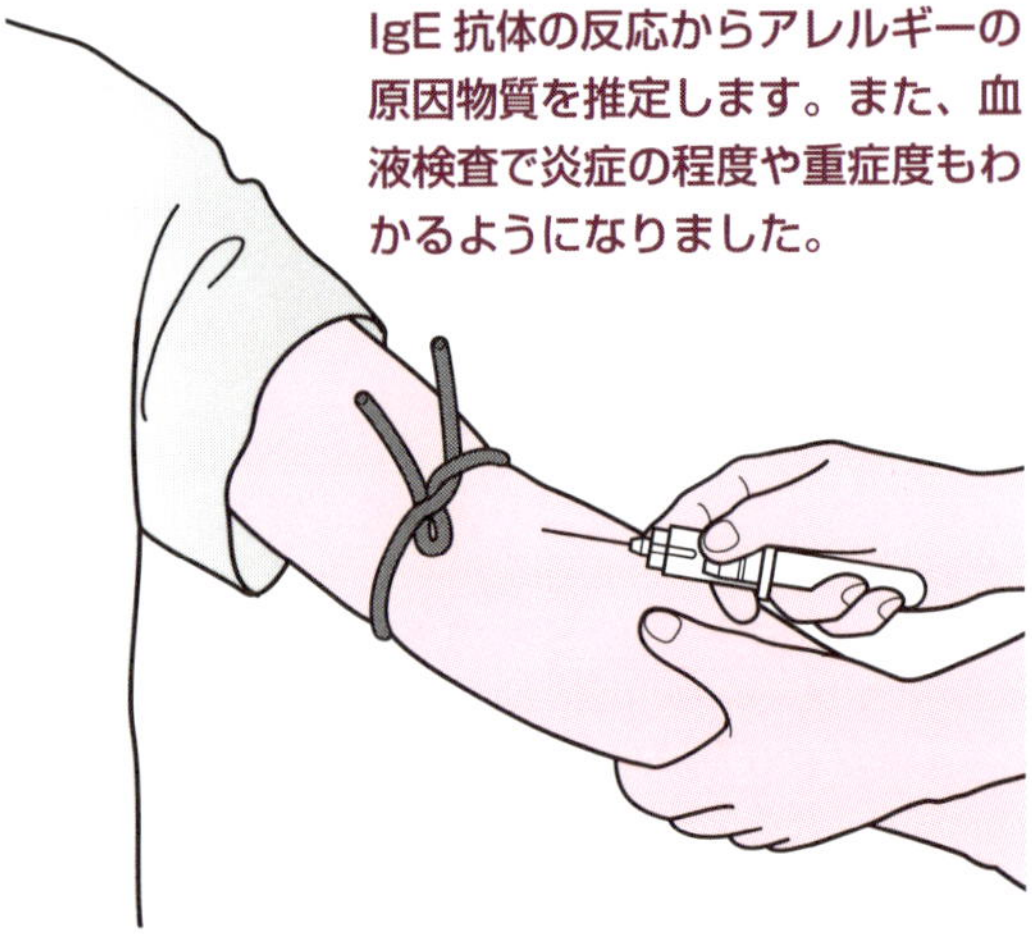

血液検査は最初だけでなく病気の経過をみるためにもおこなわれる

アレルギー反応の起こるしくみ

有害なものから体を守る免疫の働きが過剰になると、無害なものまで排除しようとします。これがアレルギー反応です。

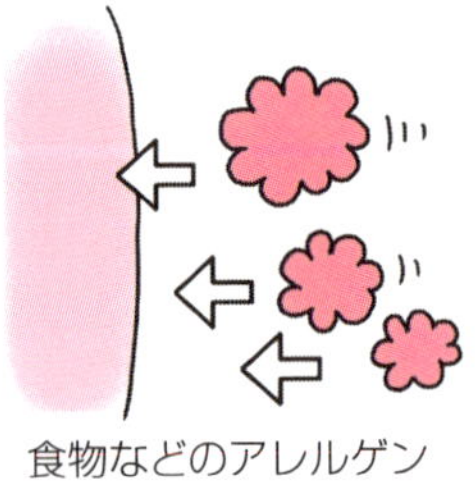

食物などのアレルゲンが体内に入る

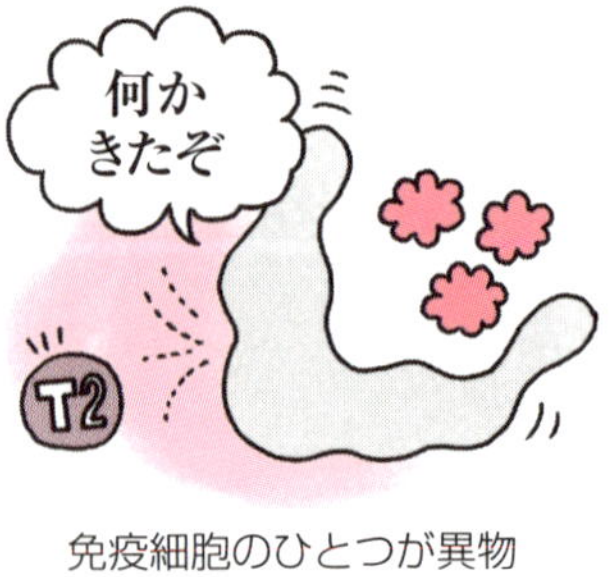

免疫細胞のひとつが異物の侵入を仲間に知らせる

血液検査でみること

血液検査では、主に次の2つをみていきます。どちらも健康保険が適用されます。

アレルゲンがわかる IgE抗体

血液から取り出したIgE抗体がどんな物質に反応するかを調べ、原因物質を推定します。アトピー性皮膚炎では、ダニ、スギ、小麦、卵白、牛乳、大豆、ある種のカビなどを調べます。アレルゲン「陽性」と判断される数値は物質によって違います。また、陽性の物質だけがアトピー性皮膚炎の発症要因ではありません。

食事検査も

血液検査で数値の高かった食べ物を少し食べて、症状が悪化するかをみます。アレルゲンの場合は、食後30分ほどで赤みやかゆみが出てきます。 P52 参照

重症度をみる TARC

TARCという物質の、血液中の量を調べます。TARCは炎症が重症だと数値が高く、炎症が治まってくると下がるため、治療の効果を調べたり、治療方針を決めるのに役立ちます。患者さんにとっては、治療の効果や目標が数字でわかるようになるため、治療に取り組む意欲が高まるという効果があります。

▼重症度(→ P35)の目安(pg/ml)

2歳以上の子どもの数値です。

中等症以上	軽症
760以上	760未満

▼TARC基準値(pg/ml)

6ヵ月〜1歳未満	1歳〜2歳未満	2歳以上
1367	998	743

藤澤隆夫ほか『日本小児アレルギー学会誌 19(5), 744 (2005)』

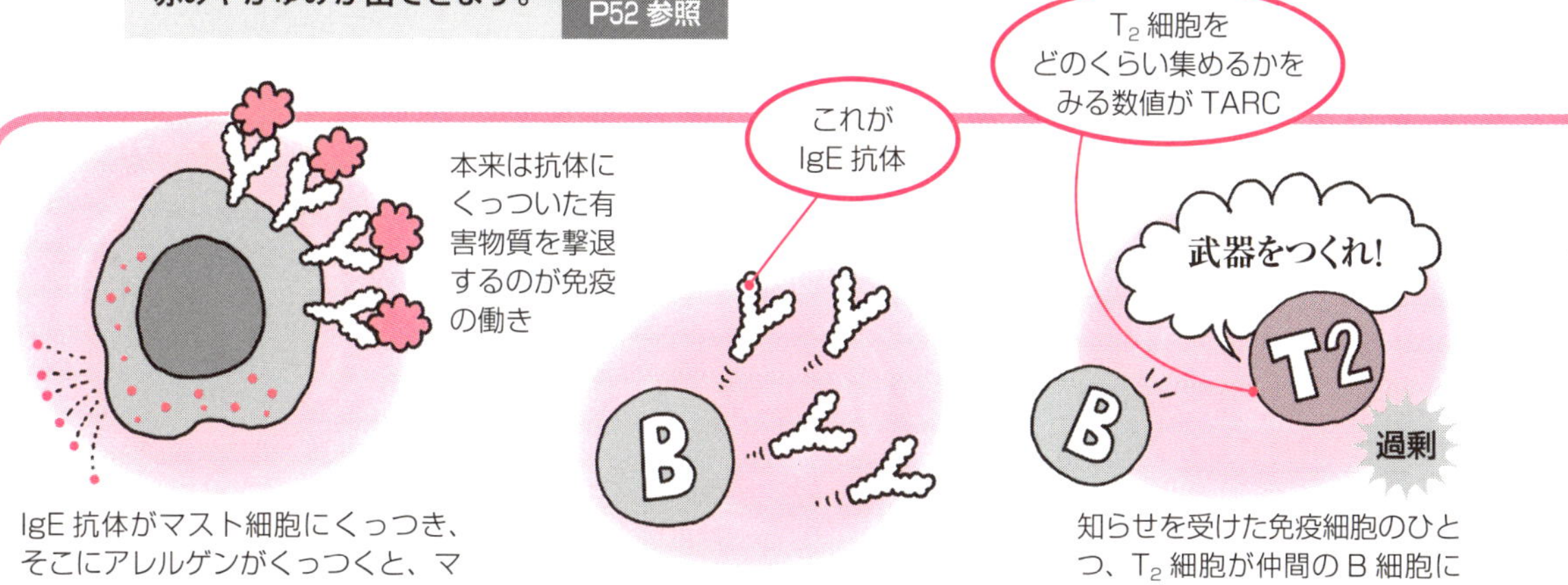

本来は抗体にくっついた有害物質を撃退するのが免疫の働き
これがIgE抗体
B
T₂細胞をどのくらい集めるかをみる数値がTARC
武器をつくれ!
T2
B
過剰

IgE抗体がマスト細胞にくっつき、そこにアレルゲンがくっつくと、マスト細胞から化学物質が放出される

B細胞が武器（抗体）をつくる

知らせを受けた免疫細胞のひとつ、T_2細胞が仲間のB細胞に武器（抗体）をつくるよう指示

診断①

かゆみのある湿疹を主症状とする慢性病

アトピー性皮膚炎の診断のポイントは「どんな症状が」「どのくらい続いているか」。
血液検査などの結果も参考にしますが、診断の中心は、症状です。

アトピー性皮膚炎の特徴

アトピー性皮膚炎の特徴は大きく分けて３つあり、診断基準もこの３点をもとにしています。ただ、皮膚に現れる湿疹の種類や程度はいろいろあります。専門医がみればわかりますが、自己判断は禁物です。

1 かゆみがある

アトピー性皮膚炎の最大の症状であり、問題でもある「かゆみ」。診断基準の第一に挙げられるほど、強いかゆみが現れます。かき壊して炎症を悪化させたり、かゆくて眠れない、仕事や勉強に集中できないなど、治療でも、生活全般でも、最大の難敵といえます。

2 皮膚の症状

下記のような特徴的な湿疹が現れるだけではなく、出やすい部位もある程度決まっています。左右対称に現れるのも、アトピー性皮膚炎の特徴です。

- 赤くなる（紅斑《こうはん》）
- ジクジクして赤くなる（湿潤性紅斑《しつじゅんせいこうはん》）
- 硬くてかゆいしこり（痒疹結節《ようしんけつせつ》）
- 細かく皮がはがれる（鱗屑《りんせつ》）
- 皮膚が厚くなる（苔癬化《たいせんか》）
- ひっかき傷（掻爬痕《そうはこん》）
- 黄色いカサブタ（痂皮《かひ》）
- 細かいブツブツ（丘疹《きゅうしん》）

3 くり返す

症状は長い間続きます（慢性の経過）。また、症状の現れている期間は短くても、治ったあとすぐにぶり返すケースもあります（反復性の経過）。

慢性とは……

- 乳児では2ヵ月以上
- それ以上の年齢では6ヵ月以上

症状が出やすいところ

症状が出やすいのは、おでこ、目のまわり、口のまわりや唇、耳たぶの周辺、首、ひじの内側、ひざの裏側、胸やおなか、背中です。

また、年齢によって、炎症が出やすい部位が異なります。

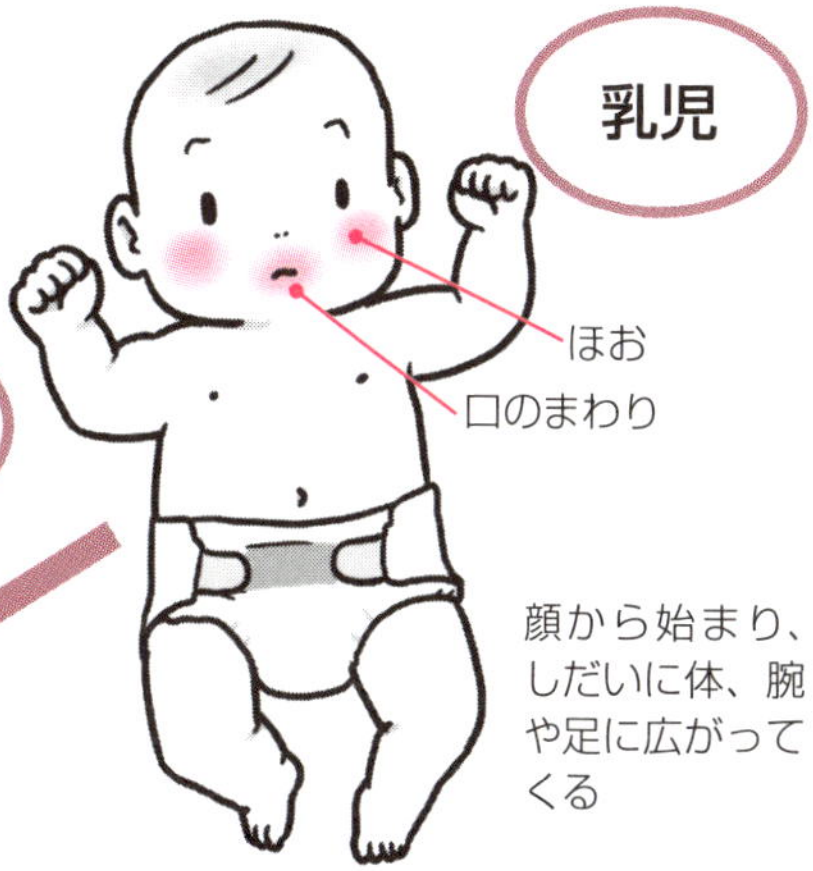
乳児
ほお
口のまわり
顔から始まり、しだいに体、腕や足に広がってくる

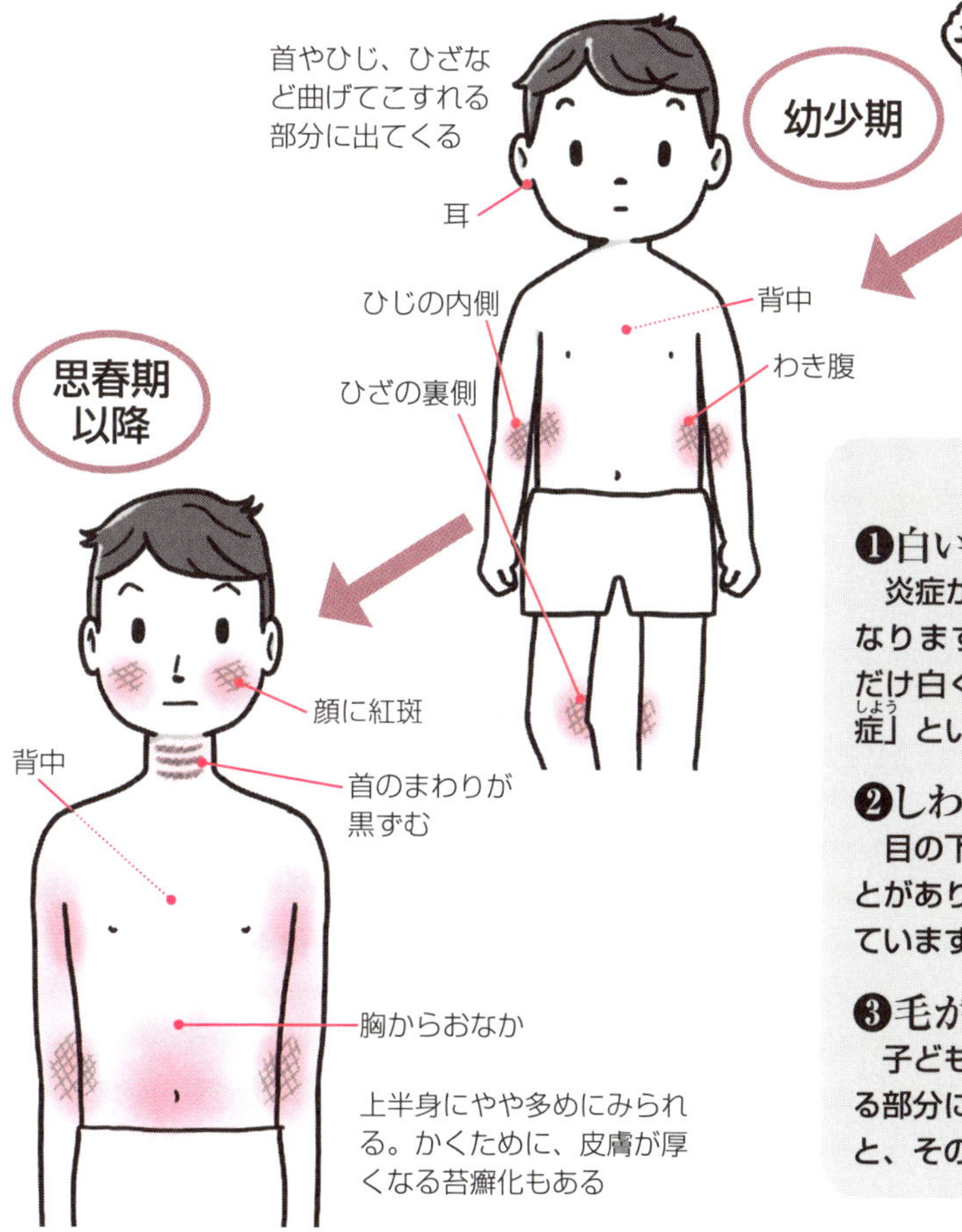
幼少期
首やひじ、ひざなど曲げてこすれる部分に出てくる
耳
ひじの内側
背中
わき腹
ひざの裏側
思春期以降
顔に紅斑
背中
首のまわりが黒ずむ
胸からおなか
上半身にやや多めにみられる。かくために、皮膚が厚くなる苔癬化もある

年齢とともに特徴は少し変化する

アトピー性皮膚炎は、ほとんどの患者さんが五歳ごろまでには発症します。それだけ長く付き合う病気ともいえます。

ただ、その期間ずっと症状が出ているわけではありません。適切な治療をおこなえば、きちんとコントロールできます。

皮膚炎の症状は、年齢によって出やすい部位が少し違います。その年代で、注意の必要な部位を知っておくと、対応しやすくなるでしょう。

二次的な症状

❶白い線ができる

炎症が続くと、皮膚が赤みを帯びた状態になります。そこをこすると、押された部分だけ白くなって跡ができます。「白《はく》色《しょく》描《びょう》記《き》症《しょう》」といいます。

❷しわができる

目の下や首、おなかなどにしわができることがあります。皮膚の炎症が原因と考えられています。

❸毛が抜ける

子どもでは頭、大人だと眉など、体毛のある部分に炎症があってひんぱんにかいていると、その部分の毛が抜けることがあります。

診断②

アトピー性皮膚炎と似た皮膚の病気がある

アトピー性皮膚炎とよく似た症状が起こる病気は多く、なかにはアトピー性皮膚炎と合併しやすいものもあり、要注意。なかなか治らない皮膚のトラブルは、専門家に診断してもらいましょう。

自宅でのケアで治るものもある

赤ちゃんや子どもの皮膚が赤くなったり、カサカサ、ザラザラしていると「アトピー性皮膚炎か？」と心配になるかもしれません。

しかし、アトピー性皮膚炎と似ていても、別の病気だったということもしばしば。まずは自宅でケアしながら、環境を見直しましょう。ちょっとしたことで改善する皮膚トラブルは多いものです。

ただし、清潔や保湿のケアをしてもなかなか症状が改善しない場合は、すみやかに皮膚科に行き、相談しましょう。

ケアをして様子をみる

赤ちゃんや小さな子どもの皮膚は薄くてデリケート。ちょっとした刺激で赤く腫れたり、かゆみが出たりします。皮膚の症状に気づいたら、まずは皮膚をきれいにして、保湿剤やワセリンを塗って様子をみます。

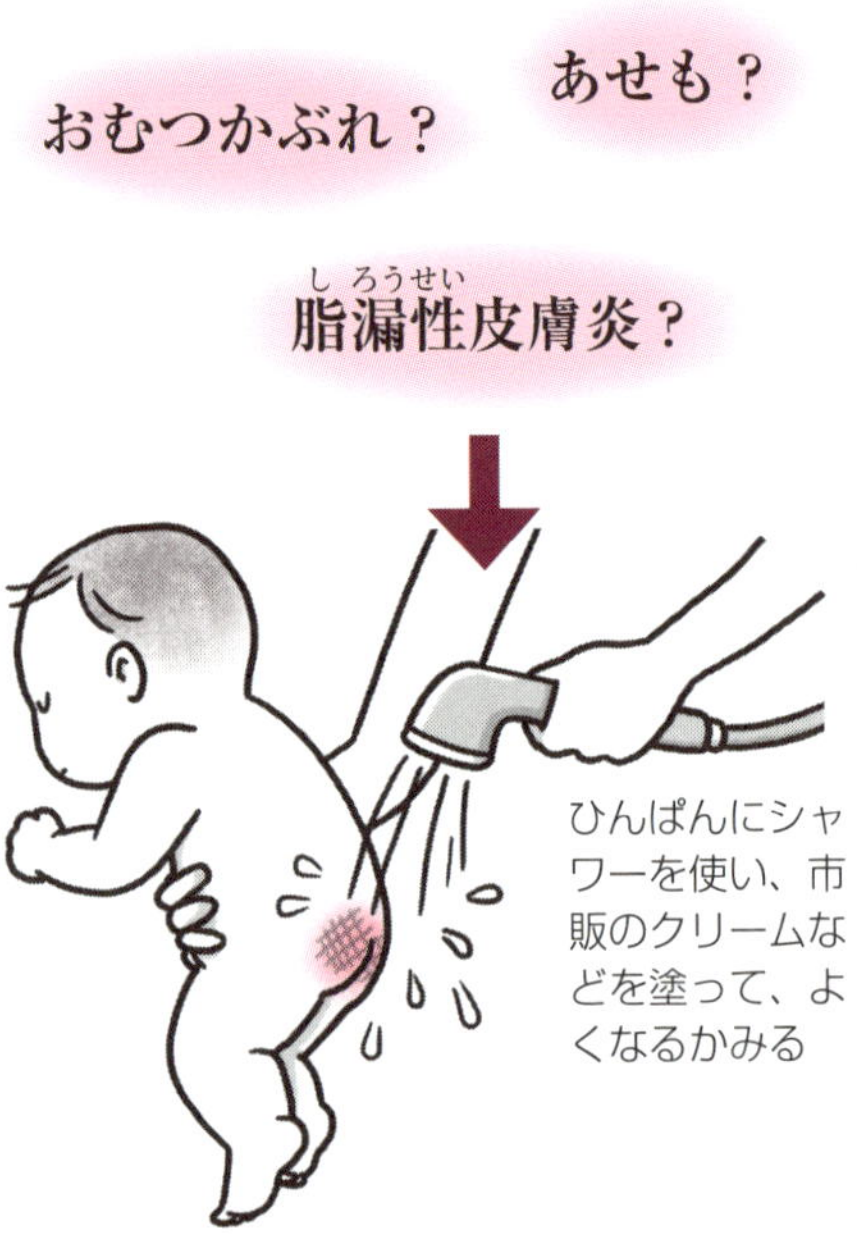

おむつかぶれ？
あせも？
脂漏性《しろうせい》皮膚炎？

ひんぱんにシャワーを使い、市販のクリームなどを塗って、よくなるかみる

アトピー性皮膚炎の例

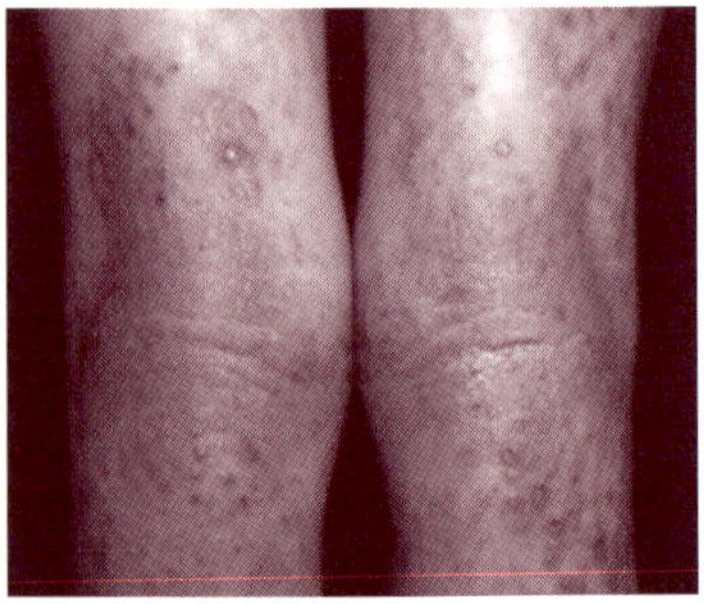

幼少期にはひざの裏に炎症が起き、硬くなっていることが多い

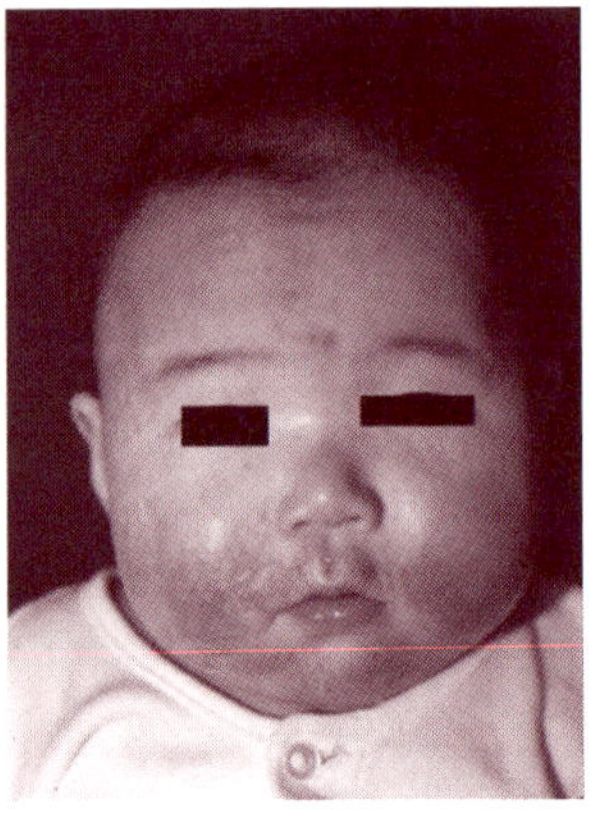

乳児は、よだれの刺激もあり、口のまわりに炎症が起こりやすい

アトピーに似た病気

アトピー性皮膚炎に似た湿疹が出る病気はたくさんあります。病気によって治療法が異なるため、必ず医師の診断を受けましょう。

皮脂欠乏性湿疹《ひしけつぼうせいしっしん》

その名のとおり、皮脂が不足して湿疹ができる病気です。空気が乾燥する冬に多く、お年寄りによくみられます。すねや腕の外側、わき腹の皮膚がカサカサして、湿疹ができます。強いかゆみもあります。

痒疹《ようしん》

皮膚に盛り上がりのある湿疹（丘疹《きゅうしん》、結節《けつせつ》）ができ、ひどくかゆくなります。アトピー性皮膚炎に分類することがあります。

尋常性魚鱗癬《じんじょうせいぎょりんせん》

乳児・幼児期に発症する遺伝性の病気です。皮膚が硬くなって魚のうろこのようになり、はがれ落ちてきます。アトピー性皮膚炎に合併することもあります。

手湿疹《てしっしん》

アトピー性皮膚炎でも手に湿疹ができますが、美容師など、水や薬品を扱う仕事の人では、手だけに湿疹が出ることがよくあります。「手荒れ」の状態です。

疥癬《かいせん》

ヒゼンダニというダニによって起こる皮膚病です。体の柔らかいところに、かゆみの強い湿疹ができます。湿疹を少し取って、ダニやその卵を顕微鏡で確認することで診断されます。

脂漏性皮膚炎《しろうせいひふえん》

主に頭や額、眉の周辺などの皮膚が赤くなってフケのようなものが付きます。赤ちゃんによくみられる病気ですが、大人にも起こります。

接触皮膚炎《せっしょくひふえん》

いわゆる「かぶれ」。ウルシなど、刺激物が原因になる場合と、アレルギーが原因の場合があります。原因物質がふれたところにだけ、症状が出ます。

皮膚《ひふ》リンパ腫《しゅ》

がんの一種で、皮膚に異常なリンパ球が集まって腫瘍をつくります。最初のうちは、アトピー性皮膚炎とよく似た湿疹が現れます。

乾癬《かんせん》

皮膚に赤く腫れた部分（紅斑）ができ、白い粉をふいたようになります。皮膚がこすれるところにできやすく、頭、ひじやひざ、衣類が当たる腰に症状が出ます。

経過

乳幼児期から発症し、学童期に悪化しやすい

アトピー性皮膚炎は、長く付き合う病気です。「治らない病気だ」と悲観しがちになりますが、そんなことはありません。症状を抑えることはでき、治療が不要になる子どもも多いのです。

きちんと治療すれば乗り越えられる

厚生労働省の調査では、年齢とともに患者さんの割合は少なくなっています。つまり、多くの人が治っているのです。完治に至らなくても、塗り薬や保湿剤を使って、よい状態をキープしている患者さんはたくさんいます。

重要なのは、治療をしっかり、根気よく続けること。他人の視線を意識しはじめる学童期から悪化しやすいので、周囲は本人を支え、ともに治療に取り組みましょう。

有病率

アトピー性皮膚炎の患者さんは、３歳をピークに徐々に減っていきます。一方で、各年代の患者さんを重症度別に分けた調査では、小学６年生～大学生にかけて、中等度～重症の割合が高くなっています。

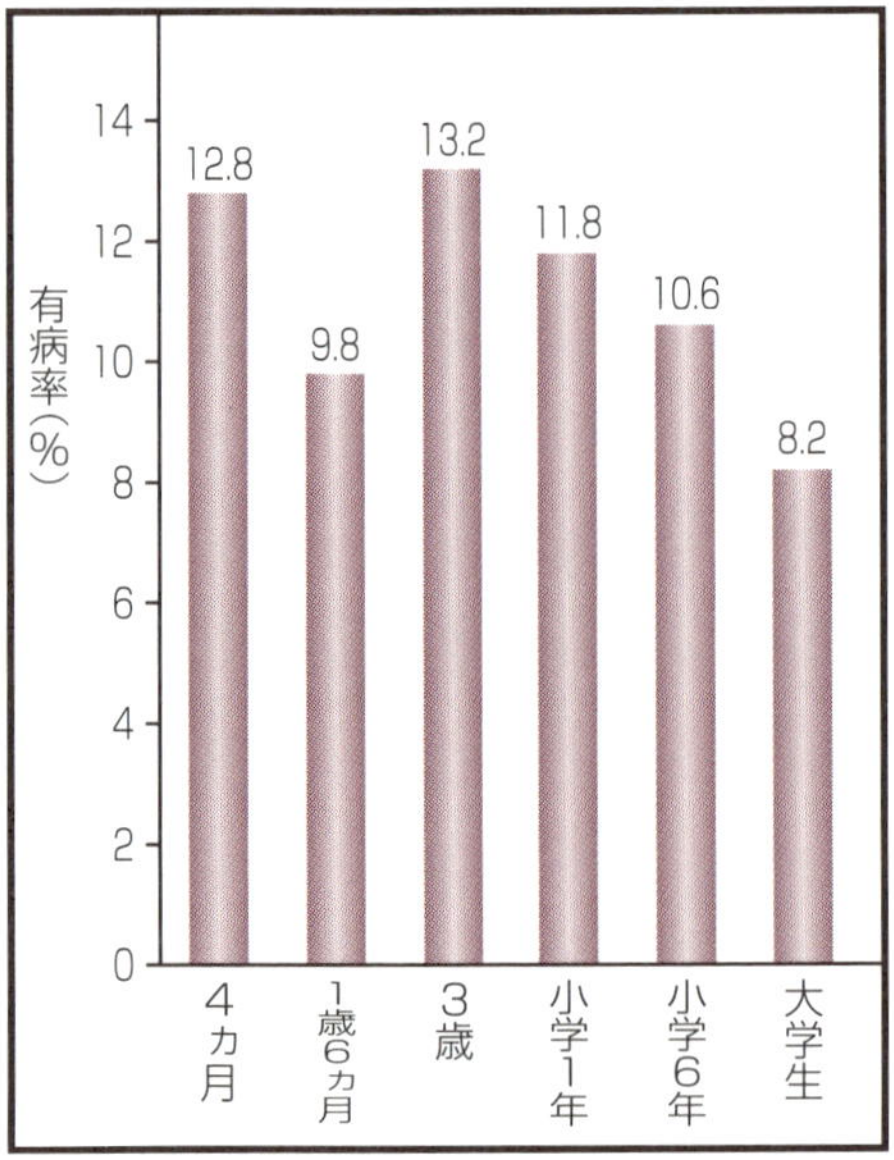

厚生労働科学研究「アトピー性皮膚炎治療ガイドライン 2008」

Q 生後六ヵ月でアトピーと診断。治りますか?

アトピー性皮膚炎の経過は、三歳未満と三歳以上では、かなり異なります。ある調査*では、〇歳児でアトピー性皮膚炎の診断を受けた赤ちゃんの七〇パーセントが、二歳前に寛解《かんかい》（いわゆる治癒）の状態になっています。七歳ごろまでに治ることもあります。

赤ちゃんの皮膚を守るのは、正しい治療とスキンケアです。医師の指示を守って薬を使い、保湿に気を配るなど、適切な対処をすれば、だんだんよくなるでしょう。

アトピーがあるからといって、むやみに過保護にするのはよくありません。外で遊んで体を動かし、汗をかいたら洗えばよいのです。年齢とともに、皮膚も丈夫になってきます。

*厚生労働科学研究。横浜市、千葉市、福岡市における乳児健診追跡調査。平成 12 ～ 14 年

アレルギーマーチ

アレルギーの病気は、しばしば重なって起こります。アトピー性皮膚炎が乳幼児期に発症しやすいように、年齢によって次々にアレルギーの病気が現れるため、「アレルギーマーチ」と呼ばれます。ただ、必ずしも次の段階に進むわけではありません。

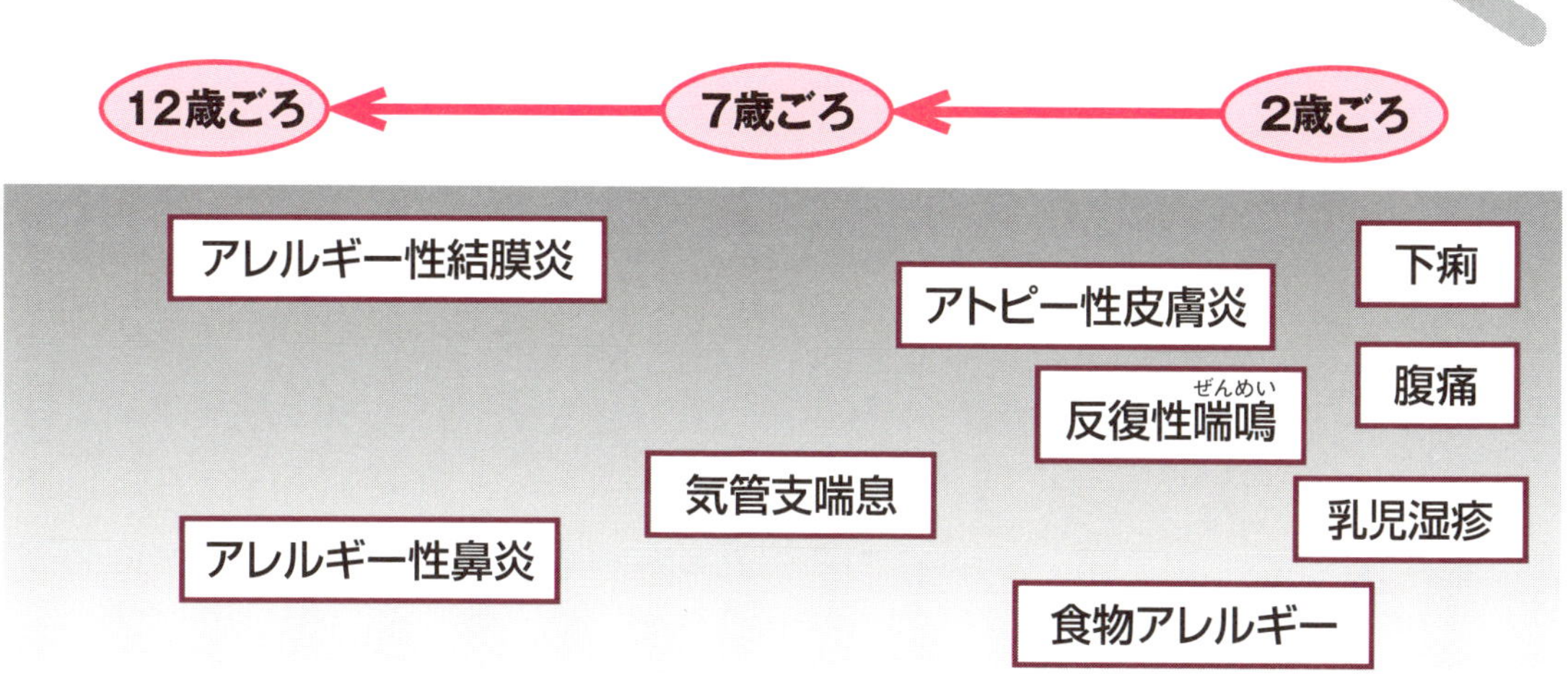
アトピー性皮膚炎の重症度
徐々に落ち着く
12歳ごろ
7歳ごろ
2歳ごろ
アレルギー性結膜炎
アトピー性皮膚炎
下痢
腹痛
反復性喘鳴《ぜんめい》
気管支喘息
乳児湿疹
アレルギー性鼻炎
食物アレルギー

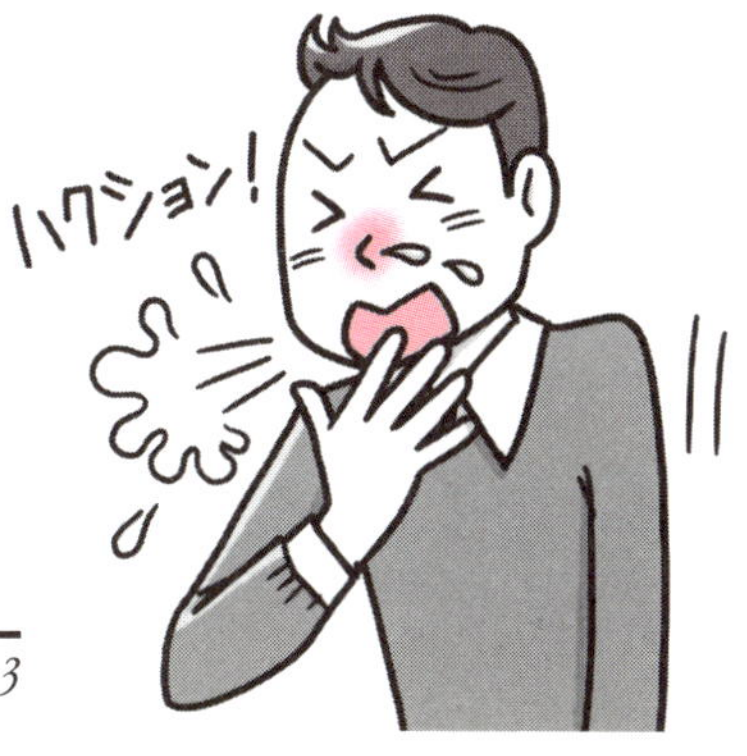
ハクション！

思春期は花粉症などアレルギー性鼻炎が多くなる

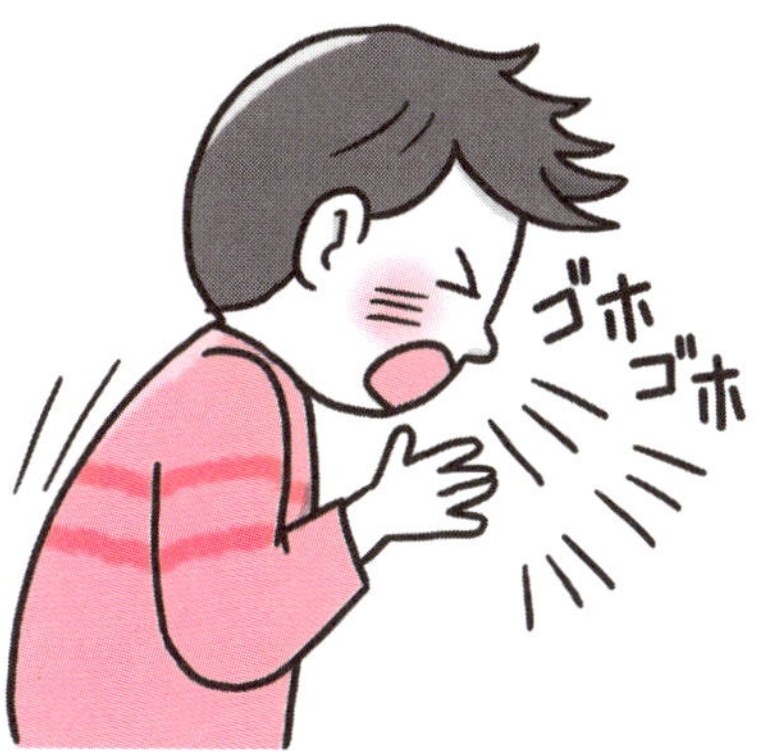
ゴホゴホ

幼少期から学童期はアトピー性皮膚炎だけでなく喘息も増えてくる

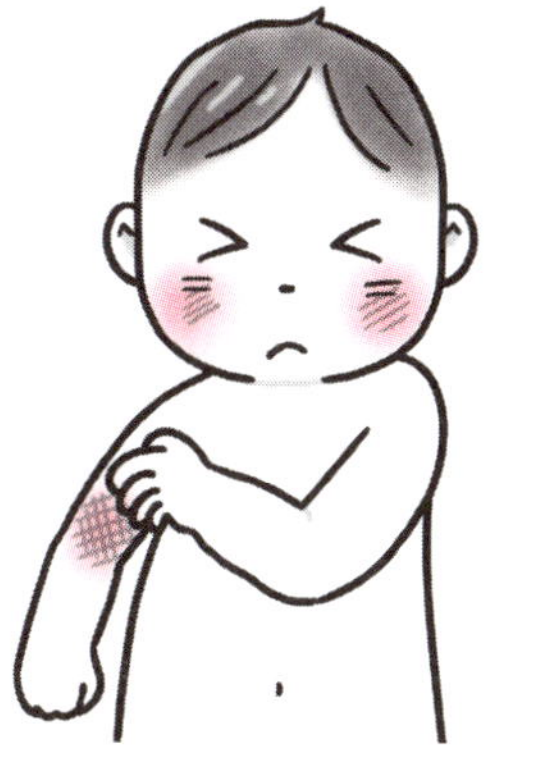

乳幼児期は食物アレルギーが多くアトピー性皮膚炎と合併しやすい

COLUMN

患者数の増加には ライフスタイルの変化が見逃せない

食習慣が変わると腸内細菌が変わる?

アトピー性皮膚炎の患者さんは、世界的にみても増加しています。今までは、日本を含む先進国に多い病気といわれていましたが、最近は新興国でも患者さんが増えていることがわかっています。

大きな要因と考えられているのが、これらの国で進むライフスタイルの変化、とりわけ食生活の西洋化・近代化です。日本でも、和食を食べる機会が減り、肉類や加工品を食べる量が増えました。

こうした食生活の変化は、私たちのおなかに住んでいる「腸内細菌」に大きな影響を及ぼします。食生活が偏ると、腸内の菌のバランスが変わり、ひいては私たちの体質や健康にダメージをもたらすと考えられています。

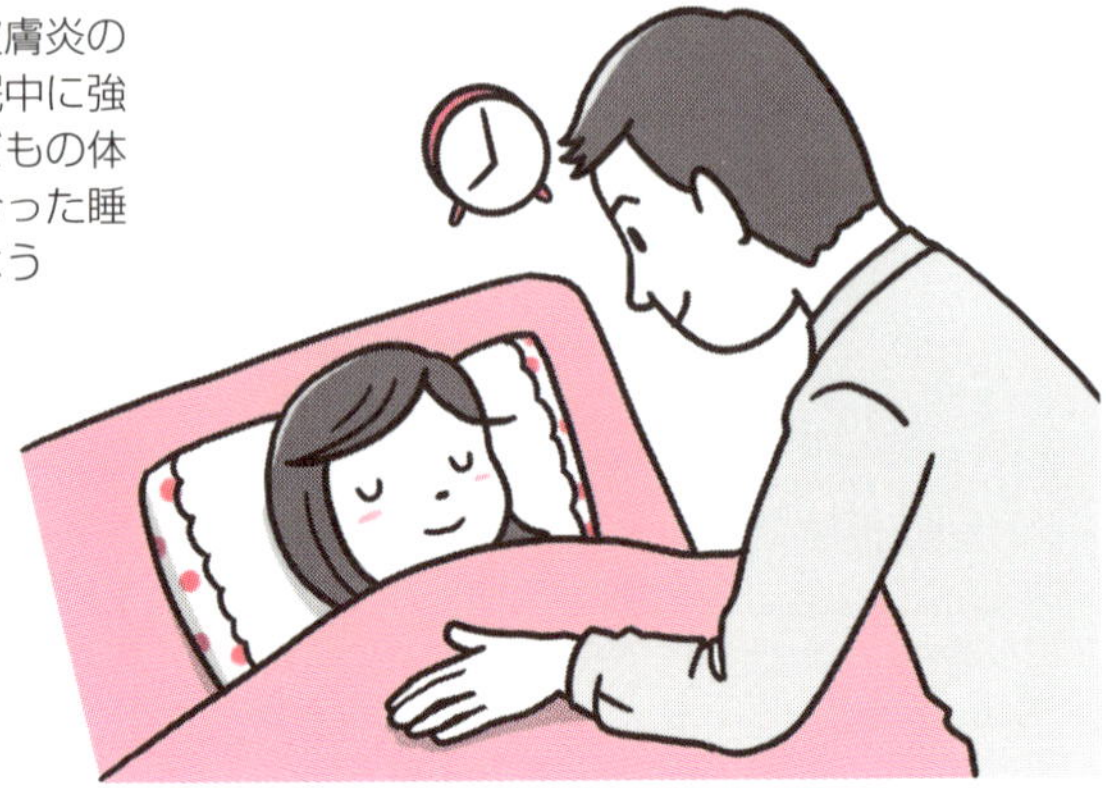

アトピー性皮膚炎の治癒力は睡眠中に強くなる。子どもの体のリズムに合った睡眠をとらせよう

夜型の生活は体のサイクルを乱す

子どもの生活サイクルも大きく変わりました。夜ふかし・朝寝坊の子どもが増え、睡眠時間も短くなっています。

人間の体には自然のリズムがあり、暗くなったら眠り、太陽の光を浴びることでリズムが整います。生活サイクルが乱れると、体のリズムが乱れて体の働きに影響が及び、本来備わっている「自然治癒力」も低下してしまうのです。

2

迷わずに「標準治療」を受けよう

インターネットの情報や口コミで、さも効きそうな治療法を知れば、
とびつきたくなるのもむりはありません。
しかし、ちょっと待ってください。
アトピー性皮膚炎に関しては、
科学的なデータに基づいた「標準治療」が定められています。
現在、もっとも信頼できる治療法です。

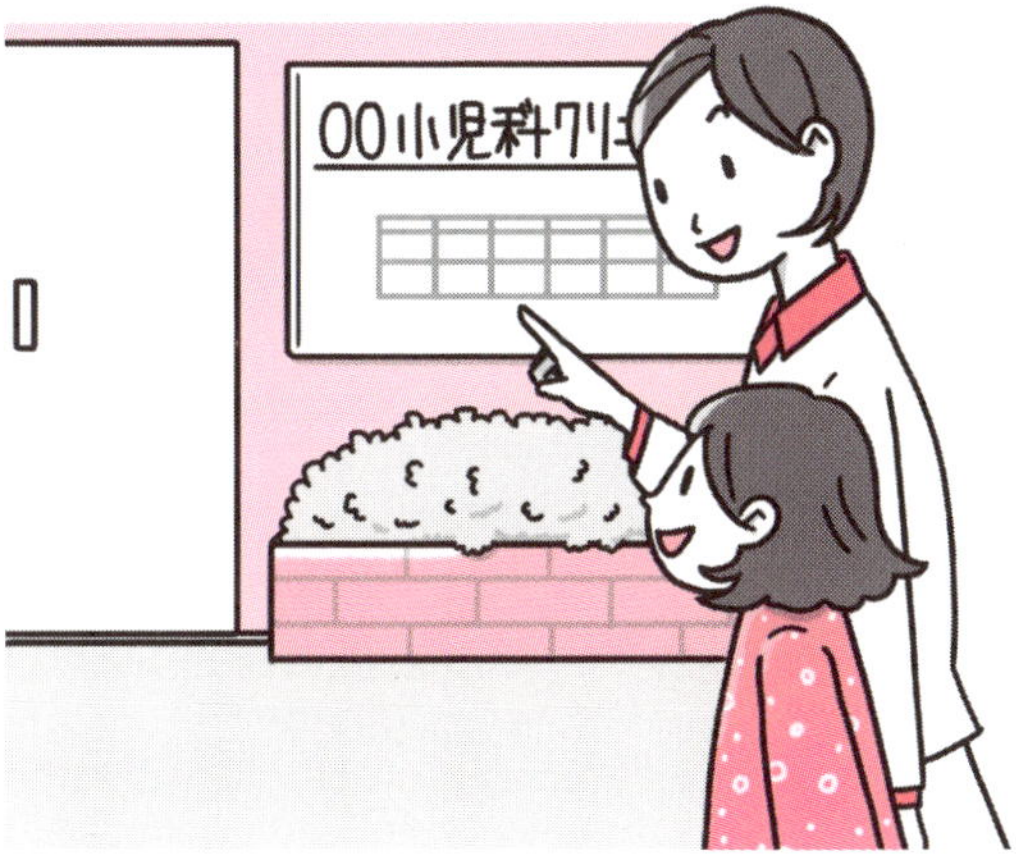

Aちゃんの例

一年以上悩んだ症状が三日で改善した

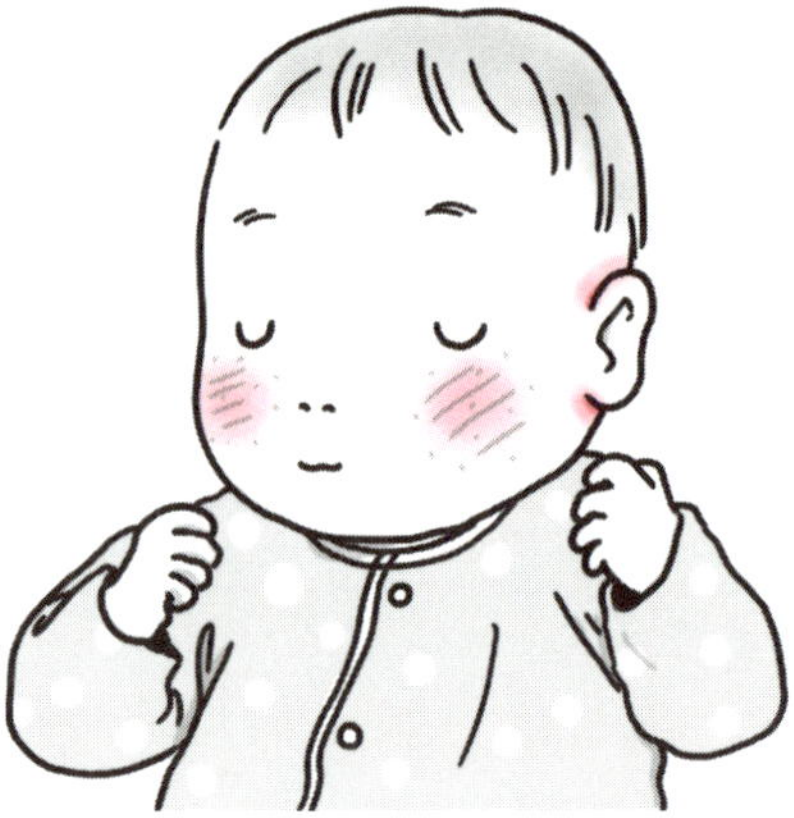

1 生後4ヵ月のAちゃん。ほっぺが少し赤くなり、カサカサしてきました。自分でかいているので、たぶん強いかゆみがあるのでしょう。かかりつけの小児科クリニックを受診することにしました。

耳の下のところも少し切れていて、血がにじんでいる

2 アトピー性皮膚炎との診断で、ステロイドの塗り薬を処方されました。でも、「ステロイドはこわい薬」と聞いていた母親はもらった薬を使いたくないと思いました。

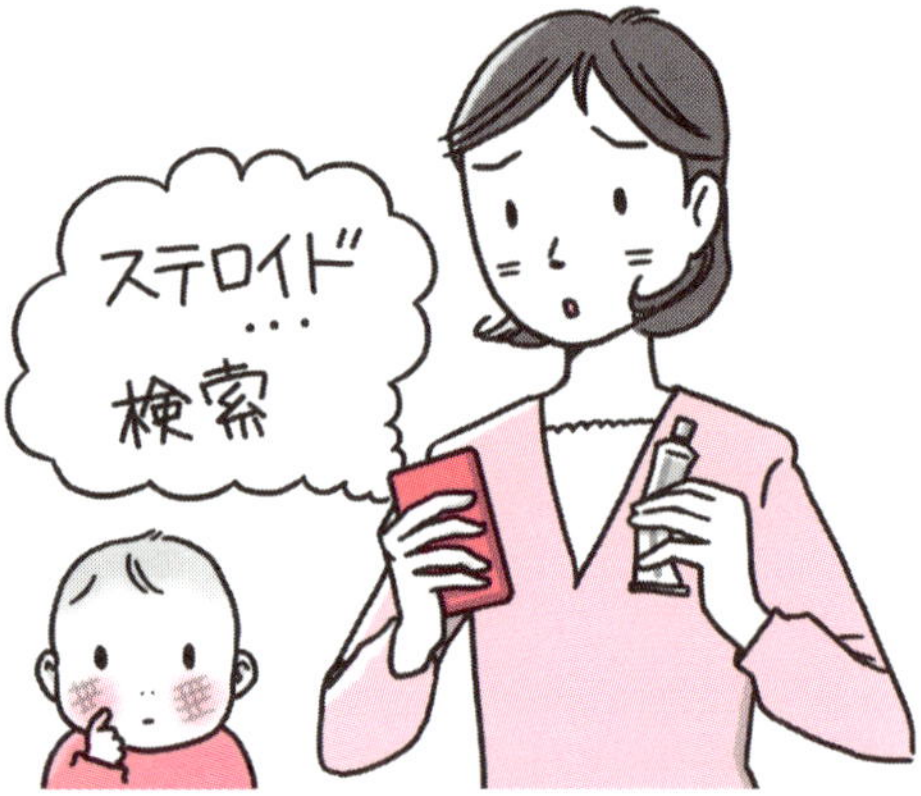

こんな強い薬を使ってもいいのかと心配になった

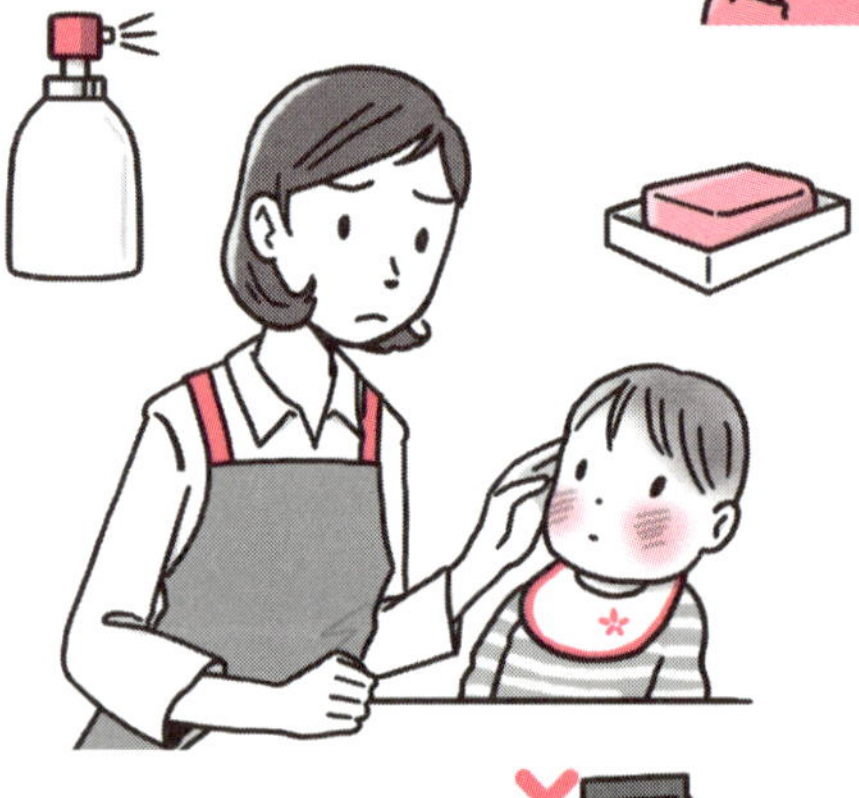

3 ネットや雑誌を調べ、ステロイド外用薬を使わない治療をしようと決心。離乳食を始める時期には、念のため卵と牛乳を使わないことにしました。

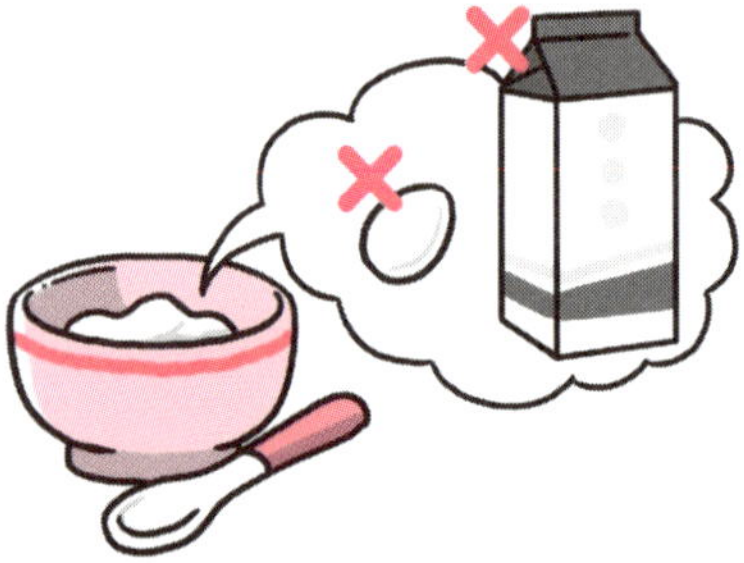

自家製スプレー、石けん、温泉療法――なかなかよくなりません

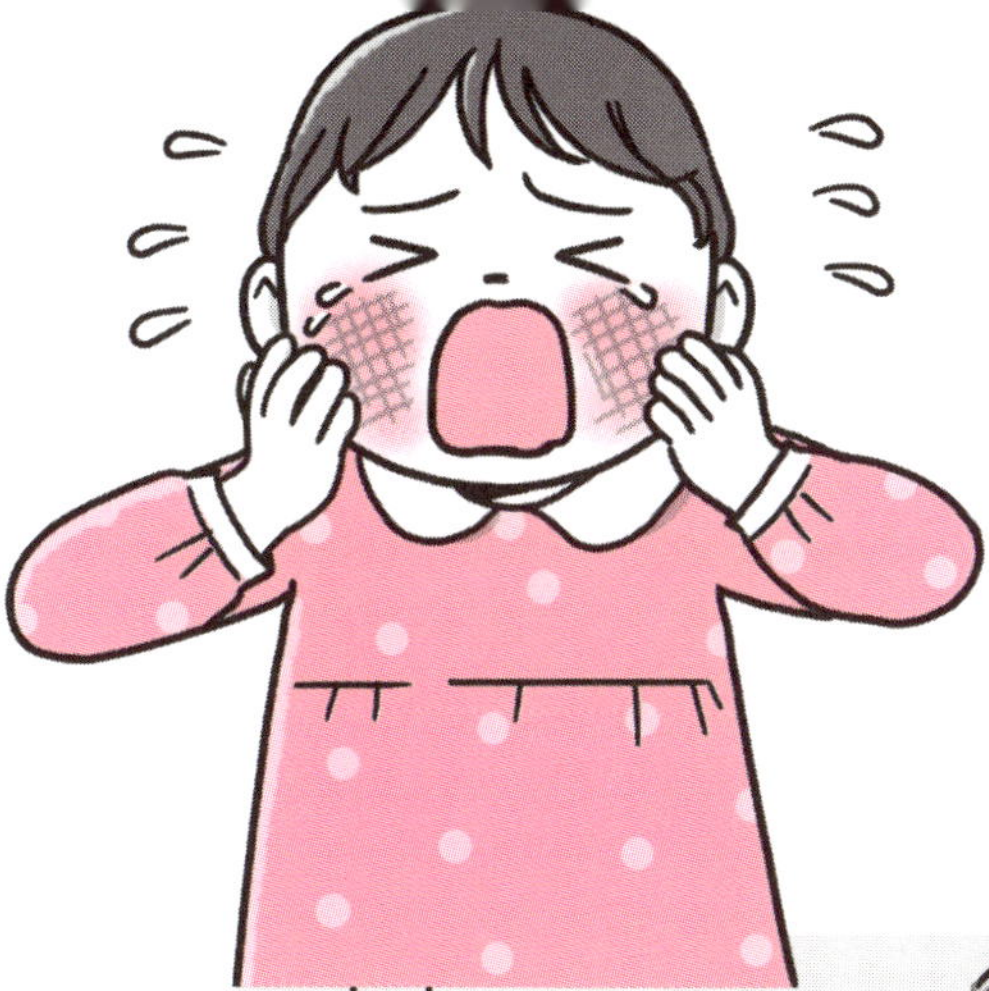

4 その後も「いい」といわれる方法は次々に試してみました。高額なものもAちゃんのためならと、購入したり。

1歳半のころには、ほおの湿疹はひどくなり、Aちゃんはかゆみと、かいたときの痛みで泣いてばかり

5 皮膚炎は悪化する一方、「できることはもうないし、これ以上がんばれない」。ヘトヘトになった母親は、皮膚科を受診することに。

Aちゃんの様子をみているのもつらく、母親は疲れ果てていた

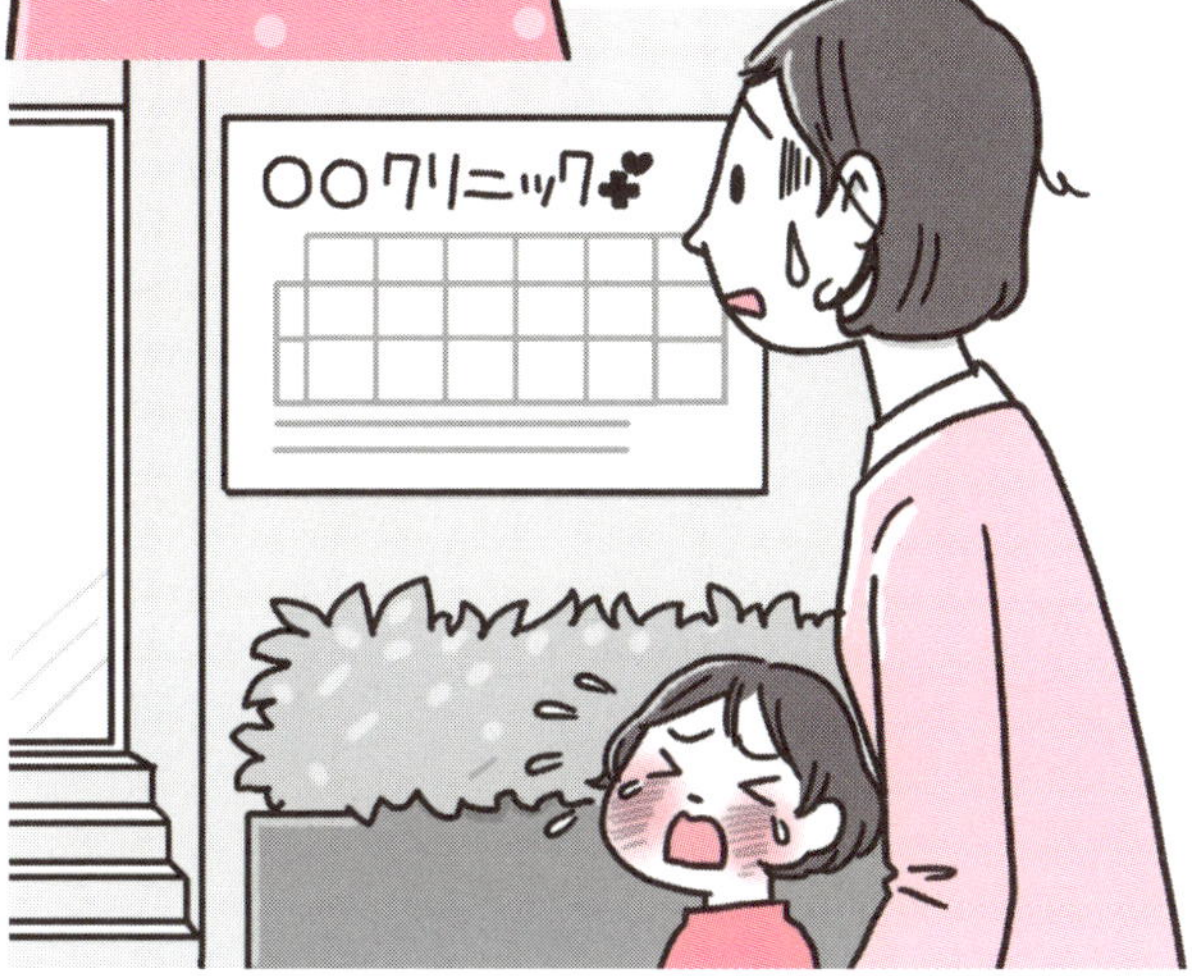

Aちゃんのその後

皮膚科でおこなったのは「標準治療」です。Aちゃんは治療を続け、約1ヵ月後には、週1回程度ステロイド外用薬を使って、すべすべの肌を保っています。

もうすぐ2歳なので、ほかの薬に替えるか、スキンケアだけでいいか、様子をみていくことになっています。

3日後

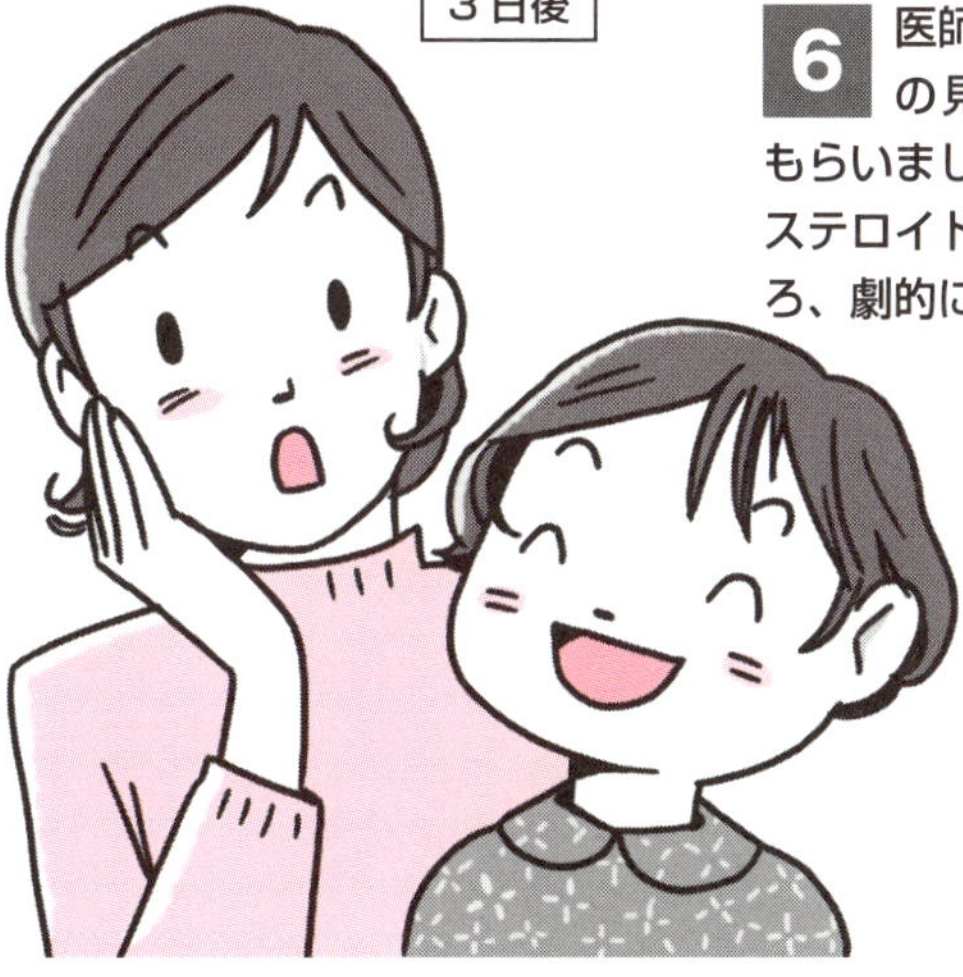

6 医師から薬の使い方や今後の見通しなどを説明してもらいました。その言葉を信じてステロイドの塗り薬を使ったところ、劇的によくなったのです。

今まで苦しんだ1年以上はなんだったんだろうと思った

荒れた皮膚から細菌類が入りこみ感染症に

炎症が起こっている部分は、バリア機能が低下して感染しやすい状態になっています。傷やバリアが壊れた部分から細菌などが入りこんで、アトピー性皮膚炎以外の皮膚炎を起こすことがあります。

皮膚症状が起こりやすくなる

アトピー性皮膚炎の皮膚は、もともと乾燥しやすく、刺激に弱いのです。炎症が起こっていると、皮膚のバリア機能はさらに低下した状態になります。そのため、細菌やウイルスが感染しやすいのです。アトピー性皮膚炎に、皮膚の感染症が合併すると、皮膚の状態はますます悪化します。

皮膚炎が合併しても、適切な治療をすれば感染症は完治できます。ただし、アトピー性皮膚炎の治療とは異なるため、アトピーの薬をまんぜんと塗っているだけではよくなりません。

症状がいつもと違うように感じたら、ほうっておかず、必ず医師に相談しましょう。

乾燥肌から起こる皮膚の病気

皮膚のバリア機能が働かないと、ウイルスや細菌、真菌が侵入しやすくなります。なかにはステロイド外用薬を塗ると悪化する病気もあるので、受診する必要があります。

カポジ水痘様発疹症《すいとうようほつしんしょう》

単純ヘルペスウイルスが皮膚に感染した状態です。首や顔に症状が出やすく、プツプツと水ぶくれができて、痛みが出たり熱が出たりします。水ぼうそうにみえることもあるので、このような病名になりました。

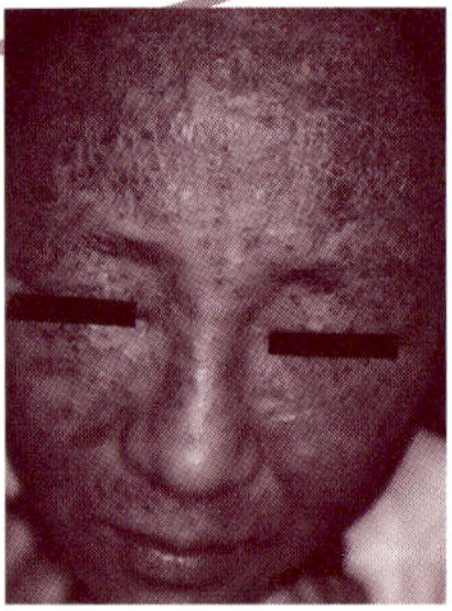

顔に出たカポジ水痘様発疹症。さらに全身に水疱が多くできる

治療法

カポジ水痘様発疹症では、抗ウイルス薬の飲み薬を使います。安静にすることも大切です。重症の場合は、入院して抗ウイルス薬を点滴します。

水いぼ
（伝染性軟属腫《でんせんせいなんぞくしゅ》）

伝染性軟属腫ウイルスによって、数ミリほどの発疹ができます。水いぼじたいはかゆくありませんが、アトピー性皮膚炎に合併した場合は、炎症によるかゆみでかき壊してしまい、ほかの部位に広がったりします。半年ほどで自然に治まりますが、発疹が広がった場合は、いぼをピンセットでつまみ取ります。

とびひ
（伝染性膿痂疹《でんせんせいのうかしん》）

もともと皮膚についている黄色ブドウ球菌や、溶連菌《ようれんきん》などの細菌が皮膚に感染して、ジクジクしたびらんや水疱ができます。強いかゆみがあることが多く、かいてしまいます。かき壊すと体のほかの部位に「飛び火」するようにうつります。

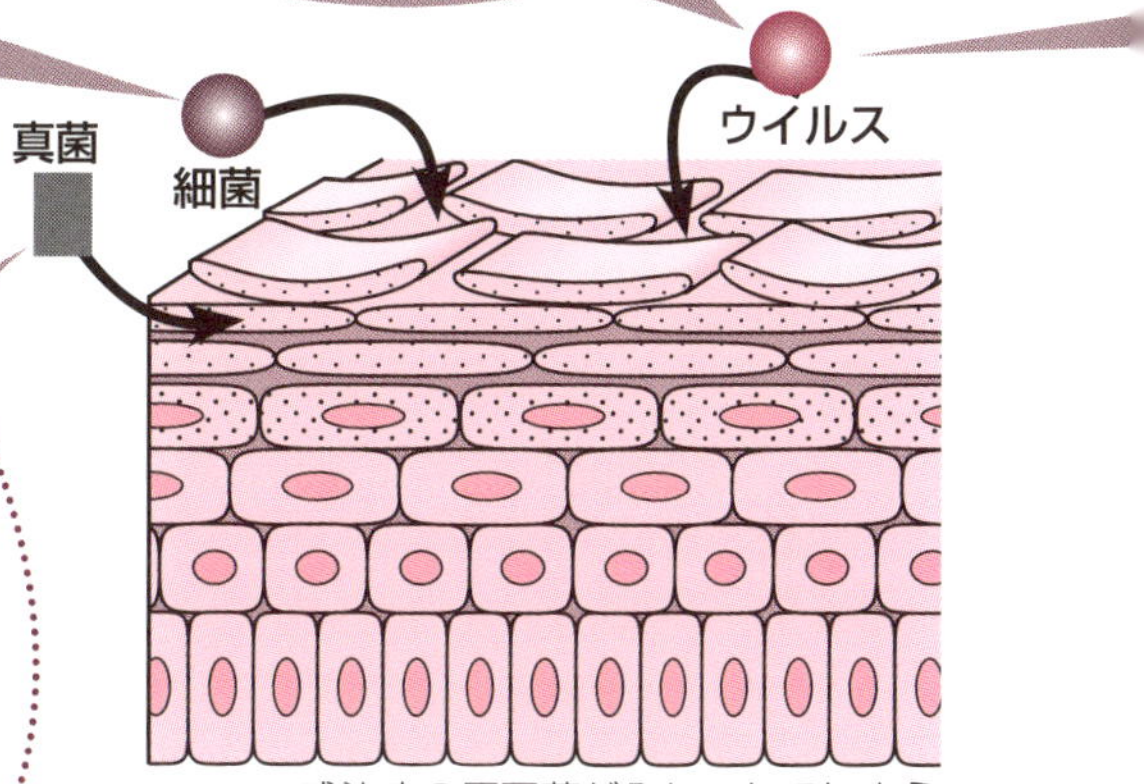

感染症の原因菌が入りこんでしまう

真菌感染症《しんきんかんせんしょう》

真菌とはカビの一種です。皮膚のバリア機能が低下していたり、炎症がひどいと、皮膚の表面に感染して症状を起こします。水虫やカンジダ感染症なども真菌感染症の一種です。

治療法

　とびひの場合は、抗菌薬の塗り薬や飲み薬を使います。真菌感染症では、抗真菌薬を使います。

　アトピー性皮膚炎で使うステロイドの塗り薬は、細菌や真菌の症状には逆効果なので、治療の際は医師の指示を守ることが重要です。

「毒が出ている」などということはない

「脱ステロイド」をうたう治療法では、しばしば、ステロイド外用薬を使うのをやめた結果、これらの感染症にかかって皮膚症状が悪化したときに「ステロイドの毒が出ている」といいます。

　しかし、現実はまったく逆です。ステロイドを中断するなど、治療がうまくいっていないと、これらの感染症が起こりやすいのです。

不適切な対応②

顔をたたくことで白内障や網膜剥離の危険が

皮膚の炎症が適切に治療されていないと、網膜剥離など目のトラブルを招きます。白内障を「ステロイド外用薬の副作用」と誤解する人もいますが、症状がコントロールされていないために併発するのです。

目のトラブル

アトピー性皮膚炎は、顔に症状が出やすく、目の縁にも強いかゆみを起こします。かいてはいけないと思い、代わりに目をこすったりたたいたりします。しかし、その刺激が、目に思わぬ病気を招いたり、目のトラブルにつながったりします。

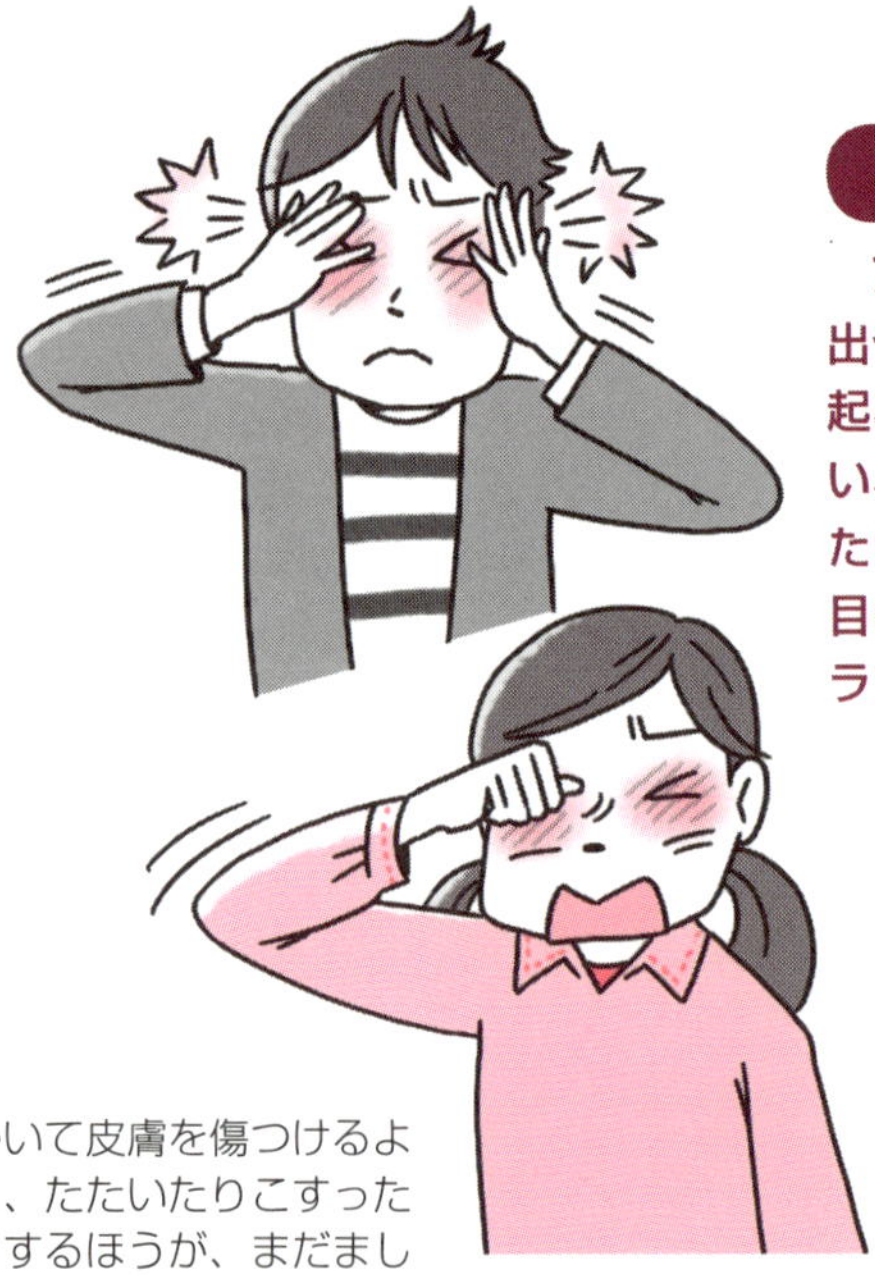

かいて皮膚を傷つけるより、たたいたりこすったりするほうが、まだましだと考えてしまう

白内障

眼球の、レンズの働きを担う「水晶体」が白くにごってくる病気です。顔に重症の炎症がある患者さんに多くみられ、目の周囲をたたいたり、押したりする刺激で発症すると考えられています。

円錐角膜《えんすいかくまく》

本来はなめらかな球形をしている角膜が、円錐状に変形する病気です。目をこすったりたたいたりする刺激が要因になると考えられています。

網膜剥離《もうまくはくり》

眼球の奥にある、フィルムの役割を果たす「網膜」がはがれてくる病気です。白内障と同じように、まぶたの上から眼球をたたく、押すなどの刺激が関係しているといわれています。

結膜炎

目の表面からまぶたの裏側をおおう「結膜」に炎症が起こります。目がゴロゴロして涙が出たり、結膜がにごったりします。重症のアレルギー性結膜炎の70%*でアトピー性皮膚炎がみられるというデータもあります。

眼瞼炎《がんけんえん》

まぶたの辺縁（きわ）や裏に炎症が起こります。アレルギーが原因の場合と、アトピー性皮膚炎が悪化してまぶたにまで及ぶ場合がありますが、いずれも強いかゆみがあります。

＊日本眼科学会による

ステロイドの塗り薬では白内障にならない

アトピー性皮膚炎の治療に使うステロイドの塗り薬の副作用で白内障になるといわれていますが、まったくの誤解です。ステロイドの塗り薬が使われる前から、アトピーで白内障が起こることは知られていました。ステロイドが使われるようになってから発生率が増えたということもありません。

▼本人の意識

なぜたたいてしまうのかたずねたところ、以下の問いに Yes と答えた率。

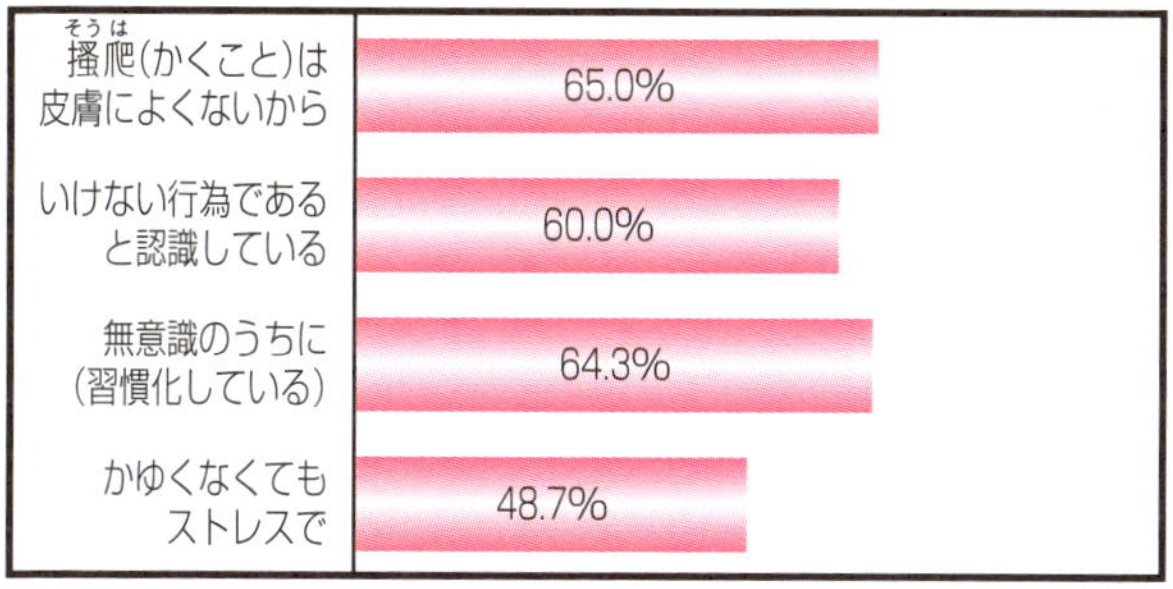
掻爬《そうは》(かくこと)は皮膚によくないから
65.0%
いけない行為であると認識している
60.0%
無意識のうちに(習慣化している)
64.3%
かゆくなくてもストレスで
48.7%

川上摂子ほか『臨床眼科 53、1999』

アトピー性皮膚炎との合併症ではない

アトピー性皮膚炎では、白内障などの目のトラブルを起こしやすいことが知られています。その元凶は、アレルギーとかゆみです。

アトピー性皮膚炎はもともとアレルギーの病気なので、アレルギー性結膜炎など、目のトラブルを合併しやすいのです。

また、アトピー性皮膚炎が目のまわりやまぶたに及ぶと、かゆみのために目をこすったりたたいたりします。こうした外的な刺激が、網膜剥離などの目のトラブルを招くと考えられています。失明の危険もあるので、顔や目のまわりを強くたたくのはやめましょう。

目のトラブルをさけるためには、アトピー性皮膚炎の治療に取り組むとともに、目に症状を感じたら、早めに眼科を受診してください。

▼アトピー性皮膚炎による網膜剥離の発生頻度

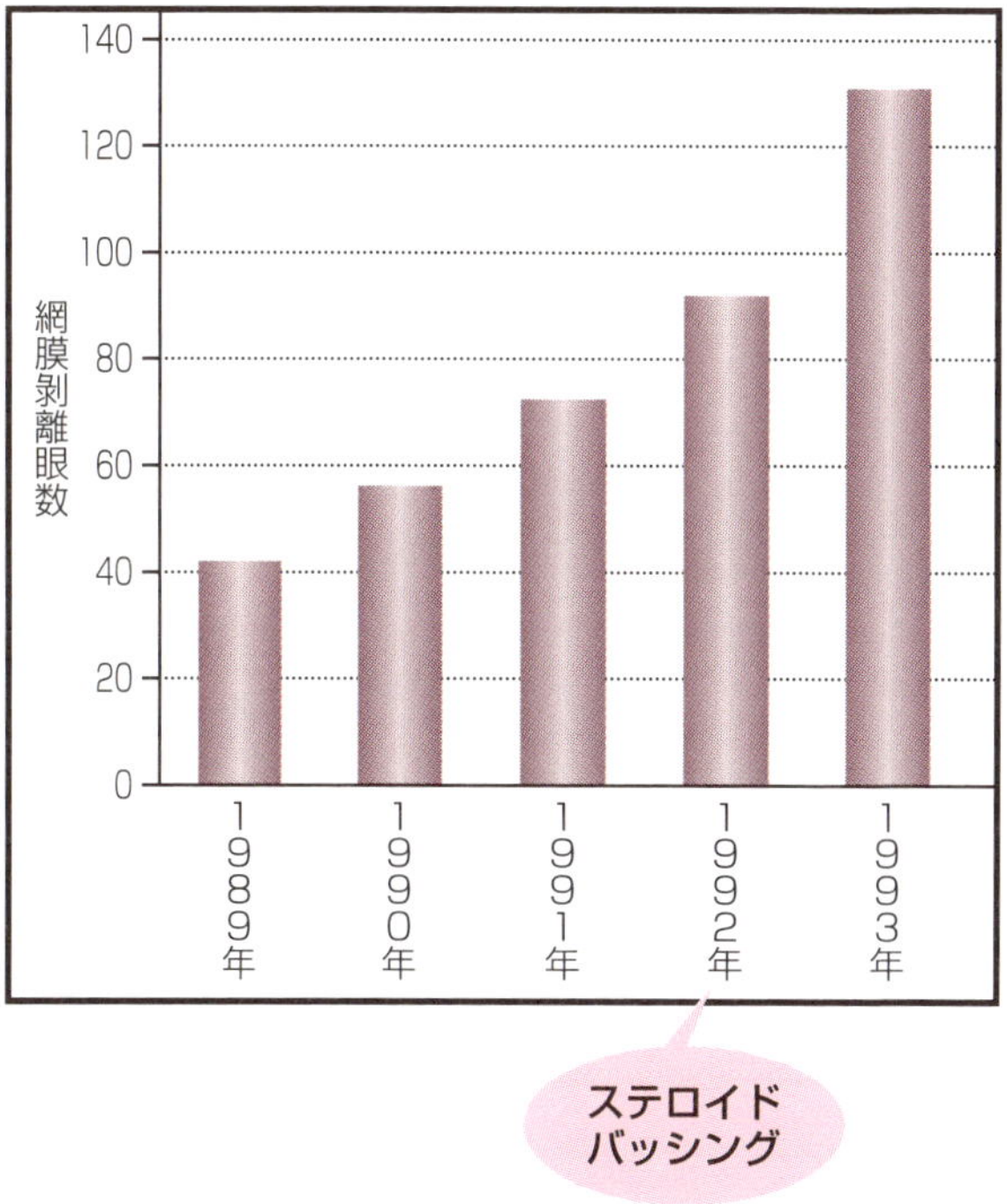
140
120
100
80
60
40
20
0
網膜剥離眼数
1989年
1990年
1991年
1992年
1993年
ステロイドバッシング

1992 年にステロイド批判が出て、脱ステロイドの風潮になり、網膜剥離の患者さんが増えた。ガイドラインができたのが 2000 年。現在は徐々にアトピー網膜剥離の患者数が減ってきている。

杏林大学眼科、樋田哲夫医師による

悪化因子の除去、スキンケア、薬物療法の三本柱で

アトピー性皮膚炎をよくするには、薬を使うだけでは不十分です。保湿などのスキンケアを心がけ、生活全般を見直して悪化因子を取り除く。三つの柱で皮膚の状態を底上げしていきます。

科学的な根拠に基づいた確実な方法

アトピー性皮膚炎治療では、専門医がつくった「ガイドライン」による「標準治療」があります。

以前は、アトピー性皮膚炎の診断や治療は、医師の経験や見解によって異なる場合がありました。

しかし、科学的に効果があると認められた治療方針を定めたガイドラインの登場によって、日本全国どこでも同じ治療が受けられるようになったのです。これが「標準治療」です。

標準治療の中心は、「悪化因子の除去」と「スキンケア」「薬物療法」の三本柱です。

そして、何よりも重要なのは、この三つについて、患者さんや家族がしっかりと理解し、治療に取り組む前向きな姿勢をもつこと。医師まかせではなく、患者さんと家族が納得していることが、効果に大きくかかわるのです。

20世紀の3大発明
皮膚科編
・ステロイド外用薬
・レチノイド（ニキビ治療薬）
・タクロリムス外用薬

近年、皮膚科の治療薬は大きく進歩した

Q 七ヵ月の子どもがアトピー。どんなケアが必要?

赤ちゃんでも、炎症がひどい間はステロイドの塗り薬を使います。そして、炎症が治まったら、清潔・保湿を心がけます。汗や汚れは洗い流すか、濡らしたガーゼや柔らかいタオルなどでこすらないようにふき取り、こまめに保湿剤を塗ってあげましょう。

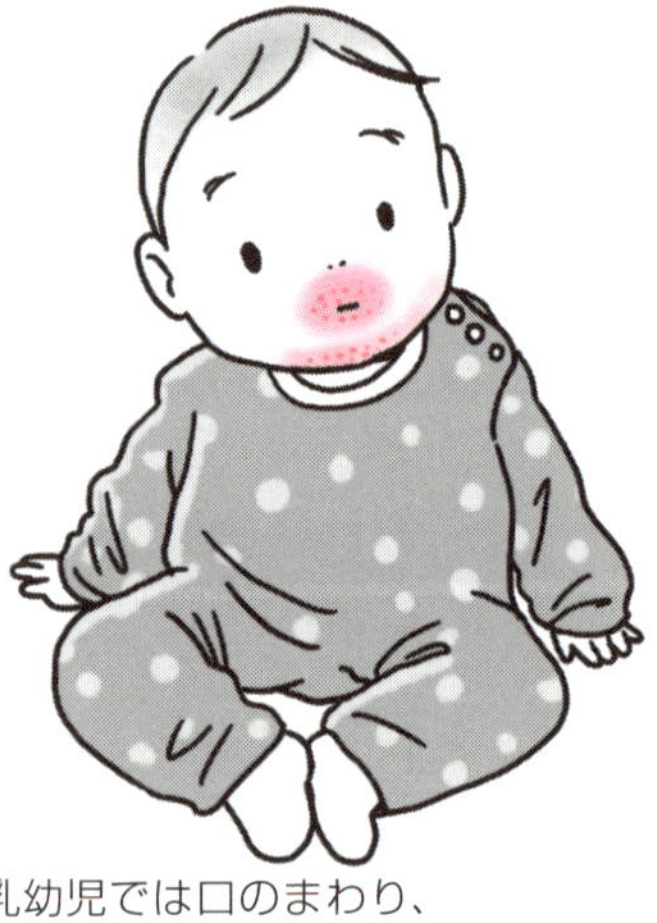

乳幼児では口のまわり、あごが赤くなりがち

標準治療の3本柱

アトピー性皮膚炎の治療は、悪化因子を除去したうえで、薬物療法を中心にします。スキンケアはずっと続けます。

薬物療法

皮膚の炎症をしずめ、かゆみを改善します。炎症を抑える塗り薬、かゆみやアレルギー反応を抑える飲み薬が使われます。

塗り薬
皮膚の炎症を抑える
ステロイド外用薬と
タクロリムス外用薬が中心

飲み薬
アレルギー反応やかゆみを
抑える抗アレルギー薬や
抗ヒスタミン薬を用いる

5章

スキンケア

スキンケアというと保湿が思い浮かびますが、皮膚を清潔にして汚れなどの刺激を取り除くことも重要。ただ、ゴシゴシ洗うのは禁物で、泡立てた石けんでやさしく洗い、シャワーでしっかりすすぎます。入浴後は皮膚が乾燥しないうちに、保湿剤を塗ります。

清潔

保湿

4章

悪化因子の除去

ダニやハウスダスト、食物などの悪化因子がないか調べ、身のまわりからできるだけ減らします。

また、皮膚も臓器の一部。偏った食生活や不規則な生活は、皮膚の回復を妨げます。生活スタイルの見直しも欠かせません。

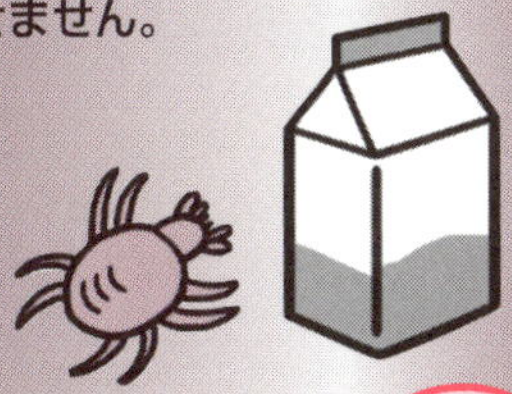

3章

科学的な根拠とは治験をもとにしている

現在、「標準的」といわれる薬や治療法は、厳密な管理のもとで効果や副作用などを調べる「治験」によって、効果が科学的に証明されたものです。治験は、綿密な計画のもとに、長い時間をかけておこなわれます。そして、厳密な試験を通過した薬や治療法が、「科学的に根拠がある」として、使われるようになるのです。

治験では、「薬ではないもの（プラセボ）」を「薬」と伝えて使ってもらい、効果を調べます。「薬を飲んだ」という安心感だけで、症状が改善することが、ままあるためです。これを「プラセボ効果」といいます。プラセボ効果を排除して、きちんと効果があると認められた薬や方法が「標準的」となります。

アトピー性皮膚炎の民間療法には、プラセボ効果や自然治癒のケースと薬の効果を比べて厳密に調べているものはほとんどありません。「これでよくなる」などという文句に惑わされず、「科学的に証明されているか」をよく見極める必要があります。

標準治療②

まず重症度を判定。薬はステップダウンで

治療で使う塗り薬は、強さによってランク分けされています。症状をすみやかにコントロールするには、適した強さの薬を使わなければなりません。まずは最初に重症度を見極め、使う薬を決めます。

火の勢いをみて消す

炎症とは、文字どおり「火事になった症状」のこと。アトピー性皮膚炎を火事にたとえて、治療法を考えてみましょう。薬物療法、悪化因子の除去、スキンケアという３つの治療法の重要性がわかります。

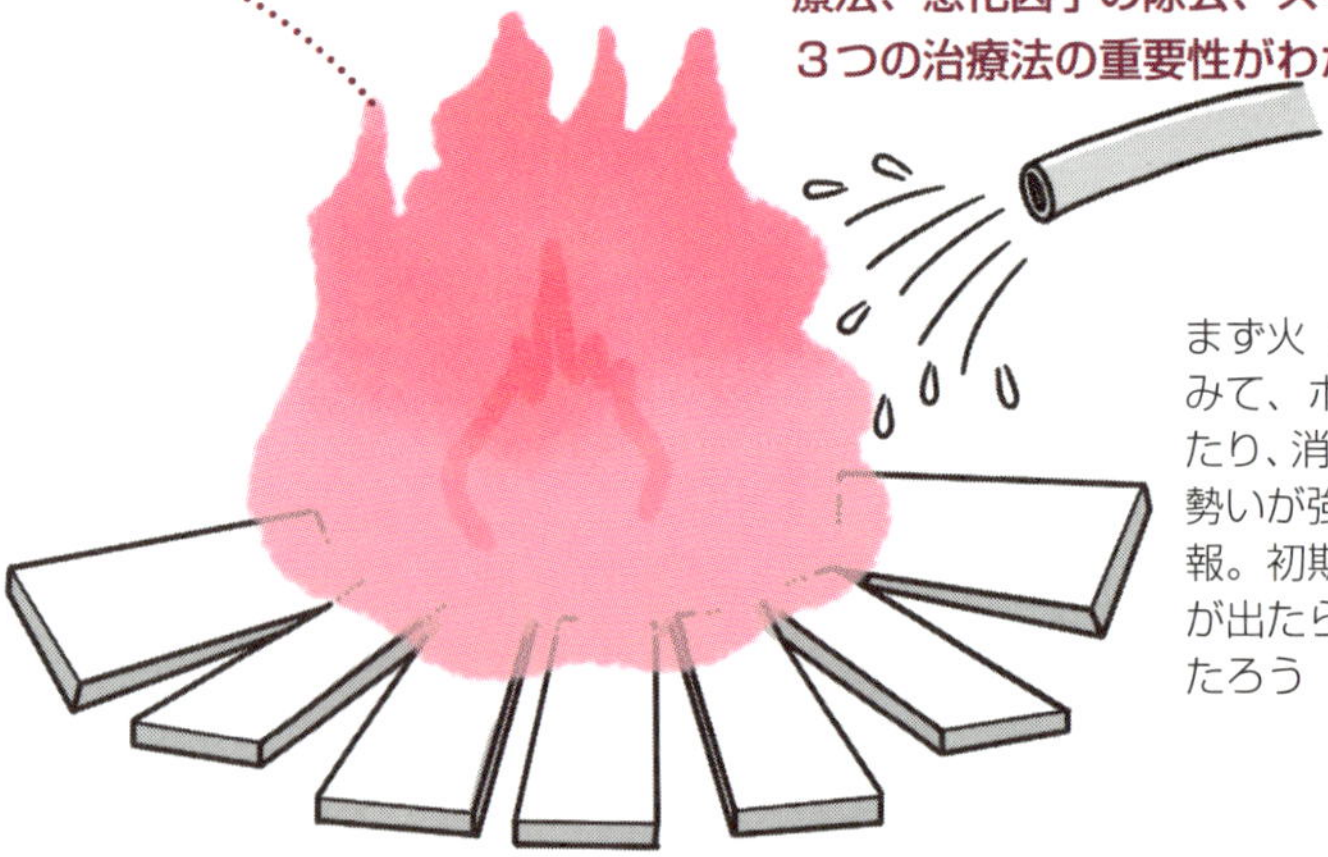

まず火（炎症）の勢いをみて、ホースで水をかけたり、消火器を使ったり、勢いが強ければ 119 番通報。初期消火が大切。火が出たらすぐに消火にあたろう

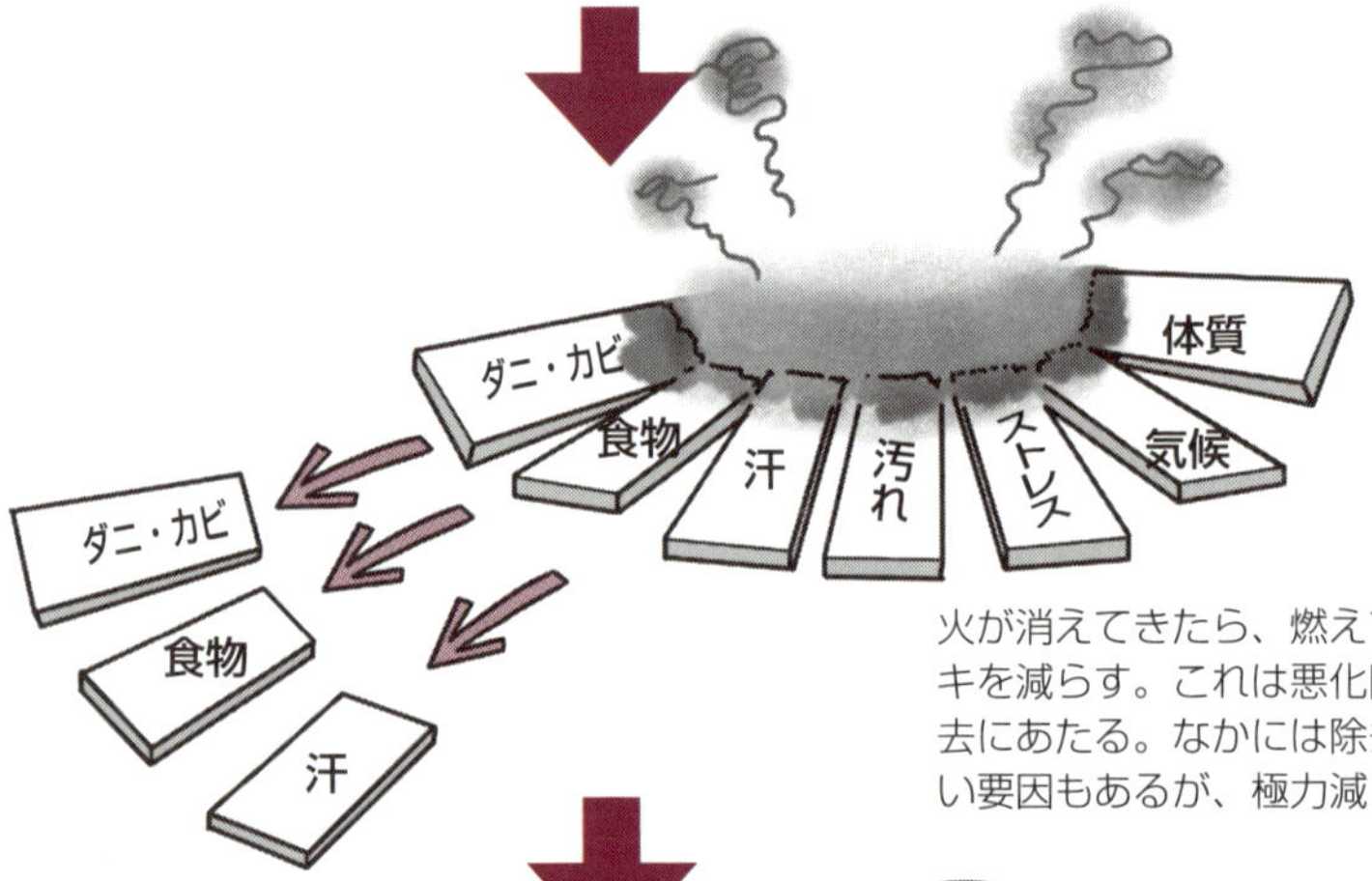

火が消えてきたら、燃えていたマキを減らす。これは悪化因子の除去にあたる。なかには除去できない要因もあるが、極力減らす

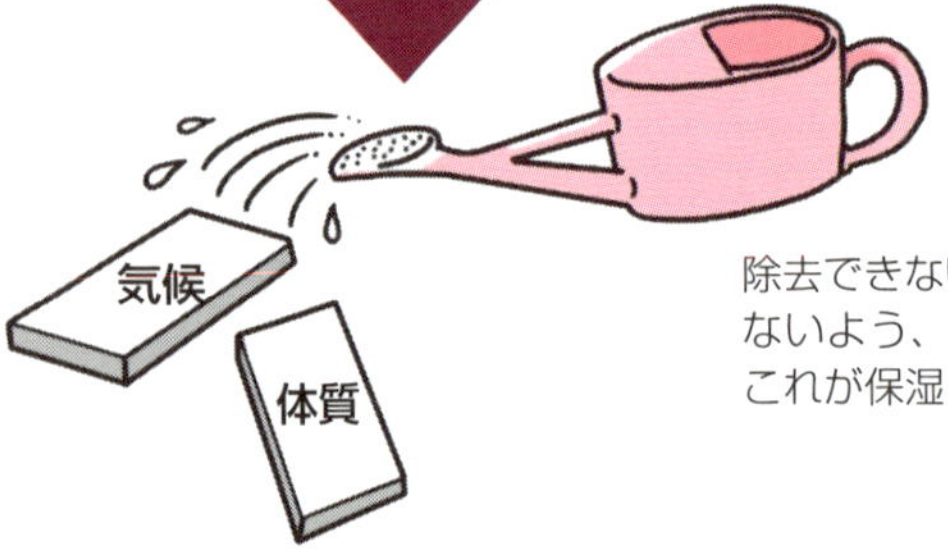

除去できないマキから再び発火しないよう、いつも湿らせておく。これが保湿ということ

重症度をみる

重症度の見方には何種類かあり、湿疹のある範囲をみる（下表）、体を５つの部位に分けて点数をつけてみる方法、TARC でみる方法などがあります。

▼湿疹のある範囲をみる

最重症	重症	中等症	軽症
強い炎症を伴う湿疹が、体表面積の30%以上にみられる	強い炎症を伴う湿疹が、体表面積の10%以上、30%未満にみられる	強い炎症を伴う湿疹が、体表面積の10%未満にみられる	面積にかかわらず、軽度の湿疹のみみられる

▼ TARC からみる

血液検査で数値をみます（P17 参照）。

▶各部位の湿疹の内容を点数化する

日本皮膚科学会は、湿疹の内容や範囲に点数を定めています。体を５部位に分けて点数をつけ、合計点で重症度をみます。

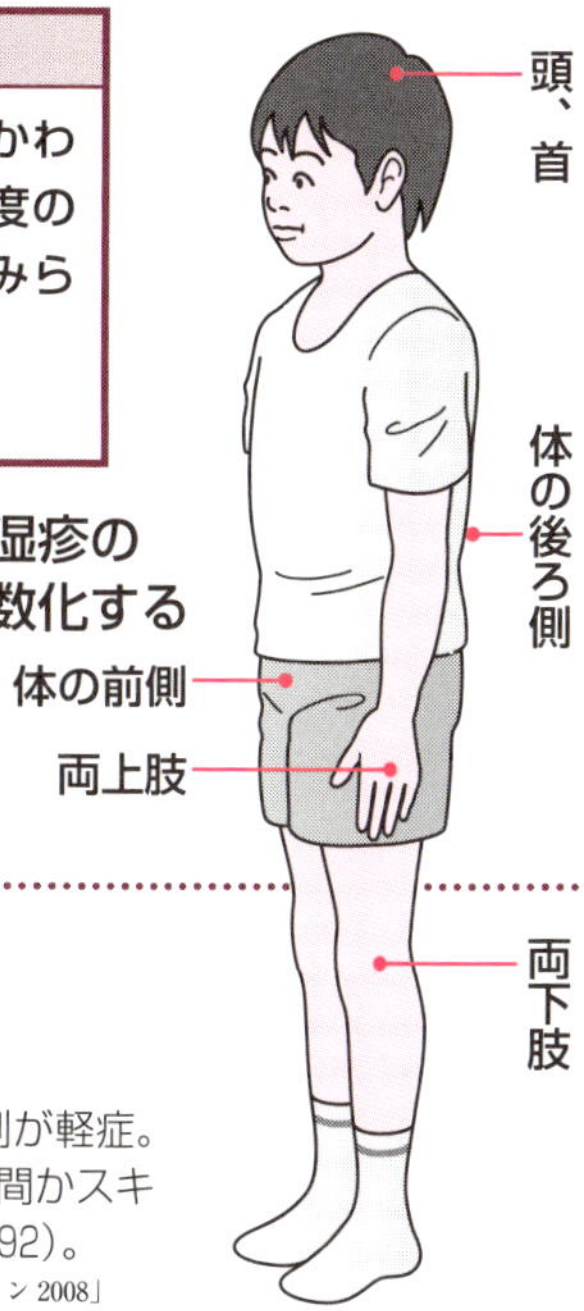
頭、首
体の後ろ側
体の前側
両上肢
両下肢

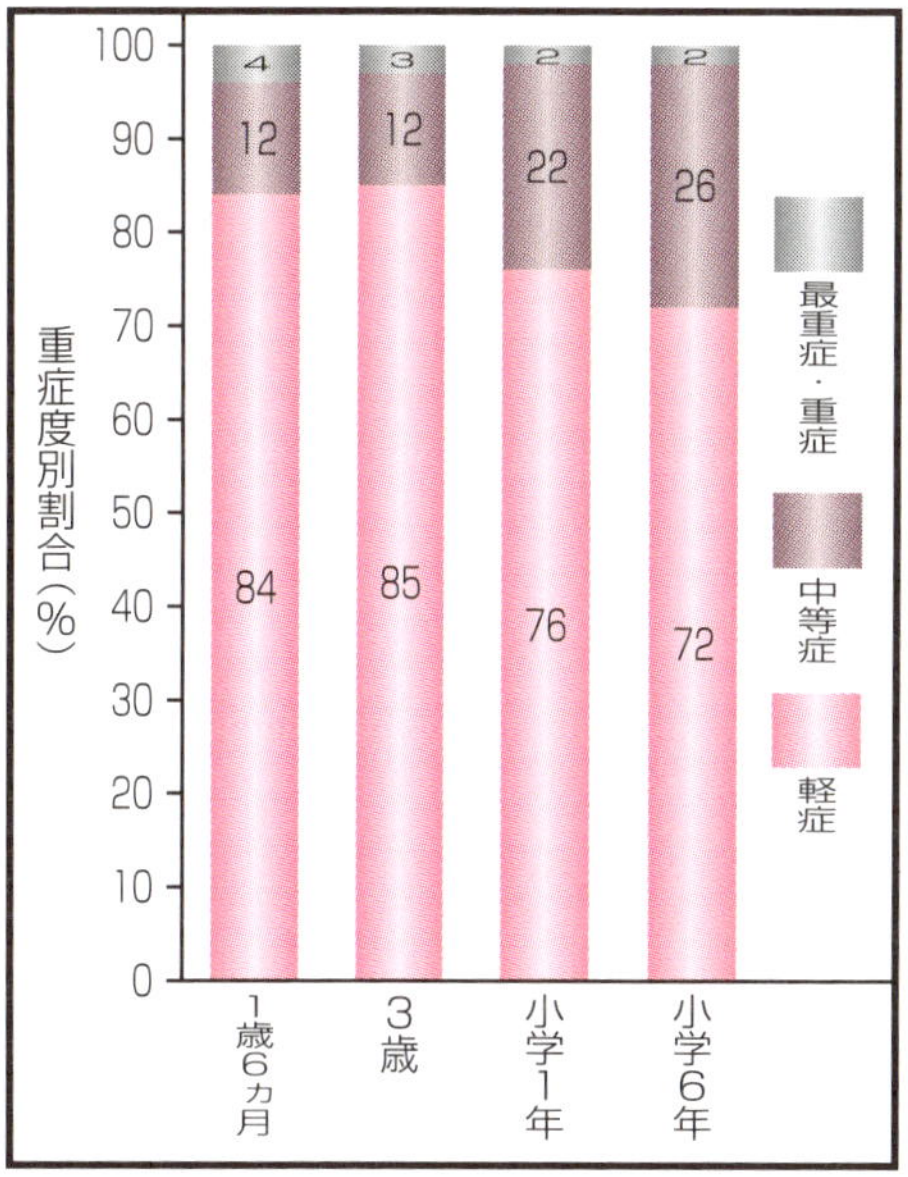
100
90
80
70
60
50
40
30
20
10
0
重症度別割合（%）
4
12
84
3
12
85
2
22
76
2
26
72
1歳6カ月
3歳
小学1年
小学6年
最重症・重症
中等症
軽症

◀ほとんどは軽症

子どものアトピー性皮膚炎は８割が軽症。ステロイド外用薬は使っても短期間かスキンケアだけでよくなる（→ P80、92）。

厚生労働科学研究「アトピー性皮膚炎治療ガイドライン 2008」

炎症を抑え、その状態を維持していく

アトピー性皮膚炎の治療では、最初に十分な量の薬をしっかりと使って、炎症をしずめることが重要です。適した薬を正しく使えば、一～二週間ほどで少しずつよくなっていきます。

症状が治まってきたら、塗り薬の量をゆっくり減らし、強さも少しずつ下げていきます。最終的にはスキンケアと少しの薬でよい状態をキープできるよう、軟着陸を目指します。

完治ではなく、コントロールを目指す

炎症をしずめるだけが治療ではなく、薬とスキンケアなどで、「よい状態を保つ」ことが治療の目標です。完璧に治ることにこだわらず、日々の生活の負担をなくすことを目指しましょう。

治療の目標

アトピー性皮膚炎の最大の問題は、かゆみや炎症のために日常生活に支障を来すことです。治療では、まず症状を抑え、ふだんどおりの生活を取り戻すことを目指します。

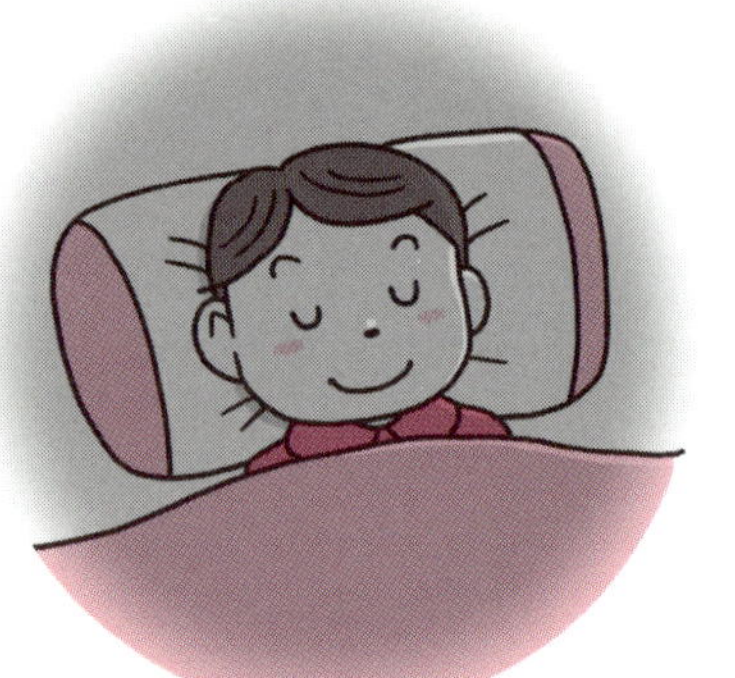

夜はスムーズに寝つけ、ぐっすり眠ることができる

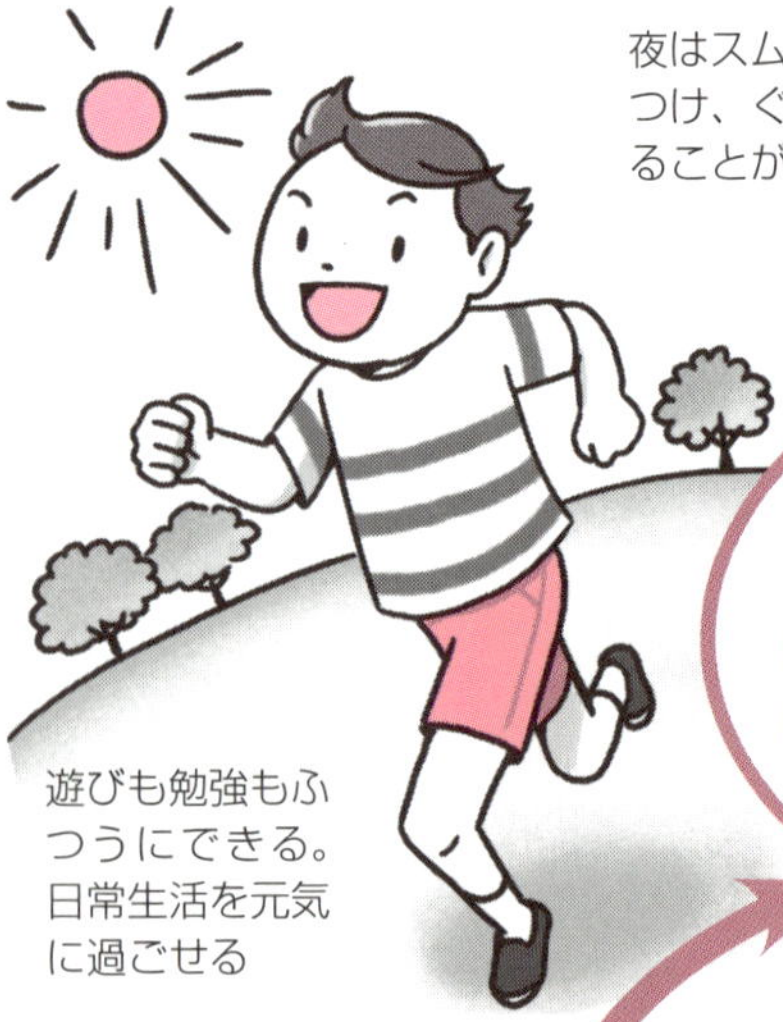

遊びも勉強もふつうにできる。日常生活を元気に過ごせる

コントロール

薬を適切に使い、スキンケアを続けることで、「症状がない、あるいは軽い」、または「軽い症状はあるが、急に悪化したり、悪い状態が長引いたりしない」状態をキープします。

完治？

アトピー性皮膚炎は、上手に付き合っていく病気。時間とともに症状が治まり、薬がいらなくなる場合もあります。しかし、「早く、完璧に治す」と思い詰めるあまり、本人も家族も疲れてしまうケースは多々あります。

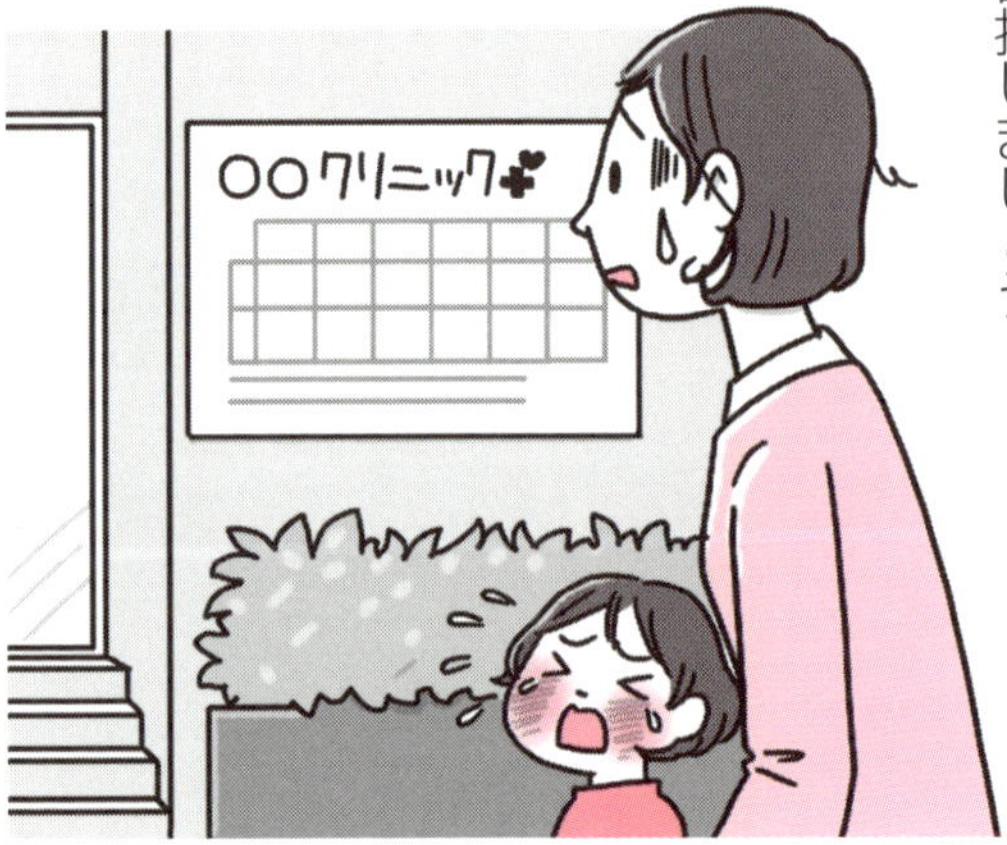

完璧に治したくて、いろいろな治療法を試した結果、アトピーは治らず、親子ともども疲れきってしまうこともある

体質についてはP44へ

日常生活を送れて、症状が悪化しないこと

アトピー性皮膚炎をはじめとするアレルギー性の病気は、原因がその人の体質と深くかかわっています。そのため、すぐに治るものではないし、完壁に治らないこともあります。

治療では、まず「現在困っている症状を和らげる」ことを目指します。そして、よい状態になったら、「日常生活に支障がない状態を保つ」「悪化を防ぐ」ために、最低限のケアを続けます。

何が何でも治す、と保護者が思い詰めると、それが本人と子ども双方のストレスになったり、治療への意欲を失わせる原因にもなりかねません。

アトピー性皮膚炎と上手に付き合い、症状を悪化させない方法をみつけることが、症状をしずめ、ひいては治癒への近道となります。

心がけたいこと

- 正しい情報をもとにする
- 医師との信頼をきずく
- 子どもといっしょにアトピー性皮膚炎に付き合っていく

Q よくなったり悪くなったりするのはなぜ?

炎症が起こったり、悪化したりする要因はいろいろ。汗や汚れ、異物など、外からの刺激のほか、ストレスや体調など、本人の体のコンディション、さらに湿度、温度などの環境要因もあります。

そのため、同じ刺激が加わっても、体調がよいときと悪いときで、症状の出方や程度が異なるのです。それがアトピー性皮膚炎が慢性病たるゆえんです。

Q 一生治らない?

アトピー性皮膚炎は、体質が関係しているため、長く付き合っていく病気です。しかし、症状が一生続くわけではありません。

治療でよい状態をキープすることは可能ですし、落ち着いた状態を維持していくと、やがて治療が必要でなくなることも期待できます。完治させようとあせらず、症状をしっかりコントロールすることが重要です。

Q 花粉症のような、免疫療法はない?

免疫療法とは、アレルギーの原因となるアレルゲンを、ごく少量ずつ体に入れて慣れさせ、アレルギー反応を起こしにくくする治療法です。喘息や花粉症などでおこなわれています。

ただし、アトピー性皮膚炎の発症には、アレルギー以外の要素が深くかかわるため、今のところ、免疫療法の効果はあまり期待できません。

受診①

アレルギー科か、小児科ベースの皮膚科を受診

アトピー性皮膚炎は長く付き合う病気なので、どこの医療機関でみてもらうか迷う場合もあるでしょう。専門医かどうかも重要ですが、受診の頻度や通院の手間も考えて選びましょう。

受診先を選ぶ

かかりつけの小児科か、症状をターゲットにして皮膚科かアレルギー科か、迷った場合は、「専門医か」「信頼していっしょに治療に取り組めるか」を目安に選びましょう。

小児科

その名のとおり、子どもの病気の専門医です。アトピー性皮膚炎は、乳幼児期に発症することが多いので、アトピーの治療に取り組む小児科医はたくさんいます。また、年齢とともに起こる変化などにも対応してもらえます。

皮膚科

いきなり皮膚科に行くのをためらう人もいますが、たとえ赤ちゃんでも、皮膚のことは皮膚科で相談してかまいません。看板に「皮膚科」のほかに「小児科」と書いてあると、子どもをみるのに慣れていると推測できます。

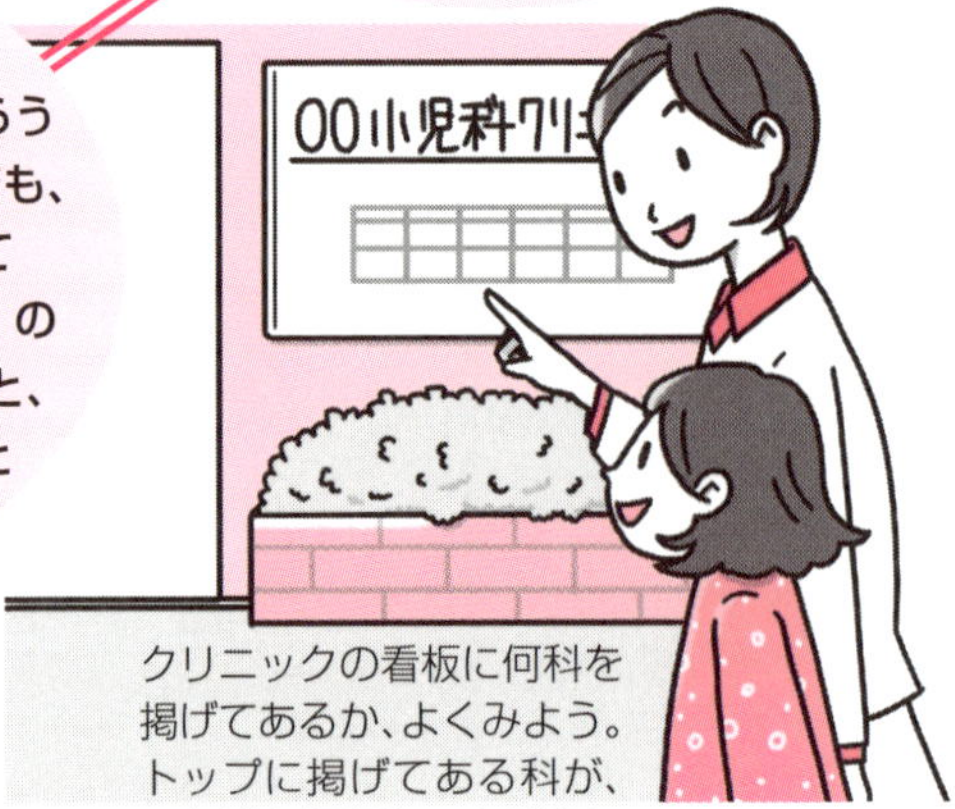

クリニックの看板に何科を掲げてあるか、よくみよう。トップに掲げてある科が、いちばん得意なことが多い

▼満足した理由

アトピー性皮膚炎で受診している医療機関に「大変満足」「満足」と答えた人に、その理由を調査した。

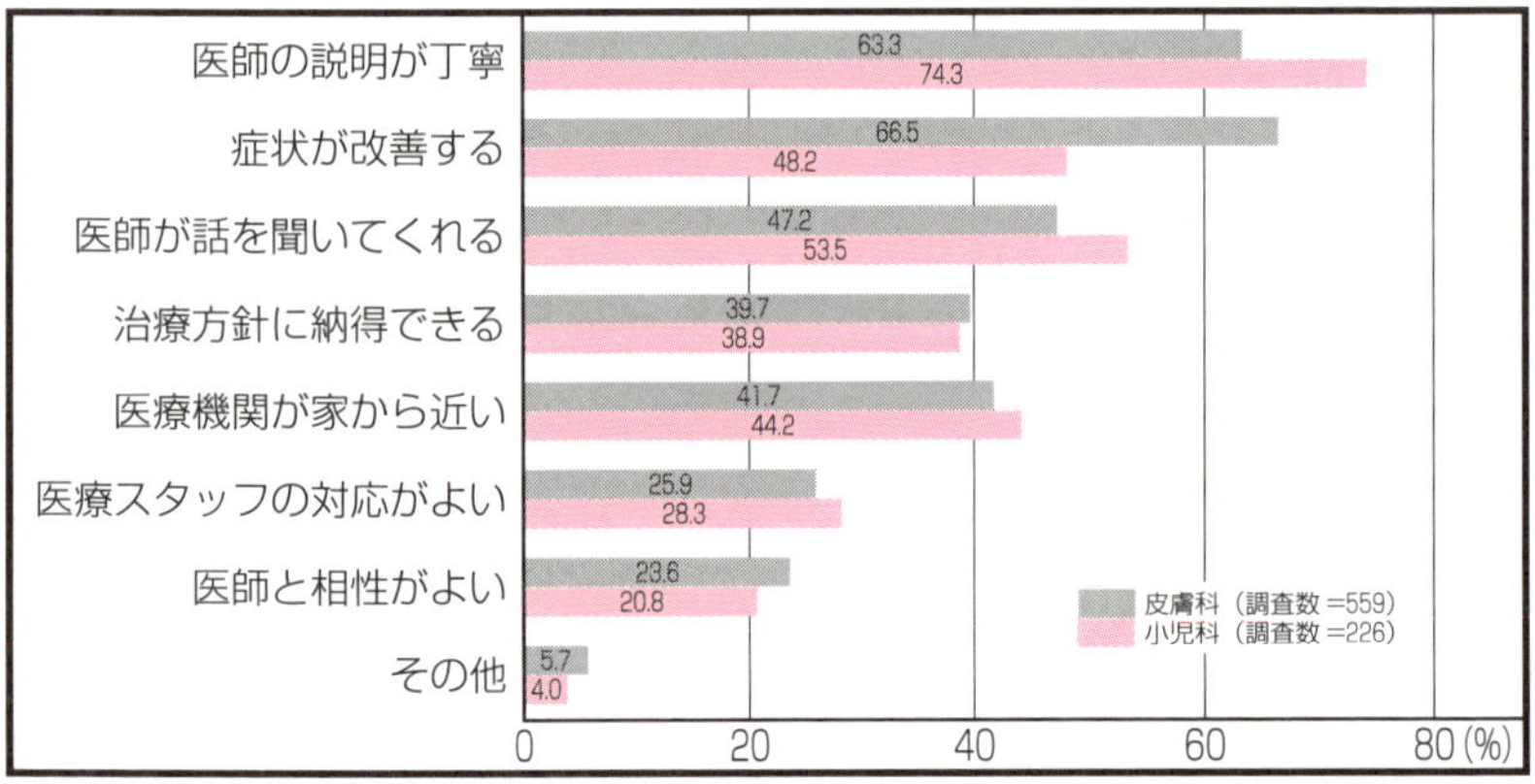
医師の説明が丁寧
63.3
74.3
症状が改善する
66.5
48.2
医師が話を聞いてくれる
47.2
53.5
治療方針に納得できる
39.7
38.9
医療機関が家から近い
41.7
44.2
医療スタッフの対応がよい
25.9
28.3
医師と相性がよい
23.6
20.8
その他
5.7
4.0
皮膚科（調査数＝559）
小児科（調査数＝226）
0
20
40
60
80（%）

東京女子医科大学川島眞医師監修、マルホ株式会社調査「アトピー性皮膚炎患児調査レポート Vol.3」より

通いやすさと症状から考える

治療に長い時間がかかるということは、受診する回数も多くなります。アトピー性皮膚炎の受診先として大病院の専門医がいちばんよいとは限らないのは、通院期間の長さと回数があるためです。

最初に受診する場合や、症状が軽い場合には、身近な皮膚科か、小児科でみてもらうのがよいでしょう。症状が悪化したときにすぐに行けますし、小児科なら、かかりつけ医として全身をみてもらえます。皮膚科か小児科か迷った場合は、先生との相性で決めるのもひとつの手です。

ほかのアレルギー性の病気を合併している場合は、「アレルギー科」のある小児科が安心です。または、皮膚の病気をみることができるアレルギー専門医を探します。

アレルギー科

アトピー性皮膚炎のベースにあるアレルギーを治療します。ただ、アレルギーの専門医はまだあまり多くありません。

アレルギー専門医

アレルギー専門医とは、日本アレルギー学会の審査・試験をパスした医師のこと。知識だけではなく治療経験が豊富なことも重視しています。

日本アレルギー学会ホームページから探せる
http://www.jsaweb.jp/modules/specialist/

Q 自宅近くに小児科も皮膚科もあるが……

通いなれているかかりつけ医があるなら、そこで治療をスタートしてみましょう。ただ、小児科を受診して症状がよくならない、あるいは悪化した場合には、皮膚科へ。皮膚科では、小児科ではあまり使わない薬が処方される場合があります。薬についてよく説明してくれるかどうかは、相性を判断する目安になります。

Q 漢方医にかかってもよい?

患者さんに合った漢方薬を適切に使うと、炎症をしずめたり、かゆみを和らげる効果が期待できます。ただし、漢方薬にも副作用はありますし、患者さんに合った薬でないと、かえって悪化する場合もあります。漢方薬を使う場合は、漢方の専門医に処方してもらいましょう。また、ステロイドなどの塗り薬による治療は、必ず並行して続けます。

受診②

湿疹ができている部分をかくさずみせる

診察時間をどのように使うかは、患者さんしだい。症状はみればわかりますが、「何にいちばん困っているか」は、だまっていてはわかりません。状況をはっきり伝え、対処法などを聞きましょう。

受診のコツ

診察では、４つのポイントを心がけましょう。効率よく、感じよく、医師とコミュニケーションが取れるようになればしめたものです。

全部みせる

皮膚の状態は、重症度や使う薬の種類、期間などを判断する大切な情報です。いちばんひどいところだけをみせるのではなく、症状のあるところを全部みせましょう。かゆみだけの場合も、「ここの、このあたり」と、部位と範囲を示します。

答えを引き出すような質問をする

「どうしたらいいでしょう」という漠然とした質問ではなく、「ここには何を塗ればいいですか？」など、知りたいことを答えてもらうための聞き方を工夫します。 処方された薬が強くてこわいと思ったら、「何日間塗ればいいですか？」と聞いてみましょう。限られた期間だけ使うものだとわかれば、納得できます。

つらいことは訴える

「顔の症状が気になって人に会うのが苦痛」など、困っていることははっきり伝えます。すぐには解決できなくても、「この薬で、○週間ほどでよくなる」など、見通しがわかるだけでも安心できます。また部位によっては、薬の処方が変わることもあります。

納得して治療を受ける

使っている薬が強いと感じたり、疑問に思ったことは医師に伝えます。指示どおりに薬を使っていないときも、「なぜ指示を守れなかったのか」を含めて、正直に話しましょう。「ステロイドがこわい」「もう保湿剤だけでいいのでは」といった自分の判断を伝え、それに対してのアドバイスをもらうことで、納得して治療を受けることができます。

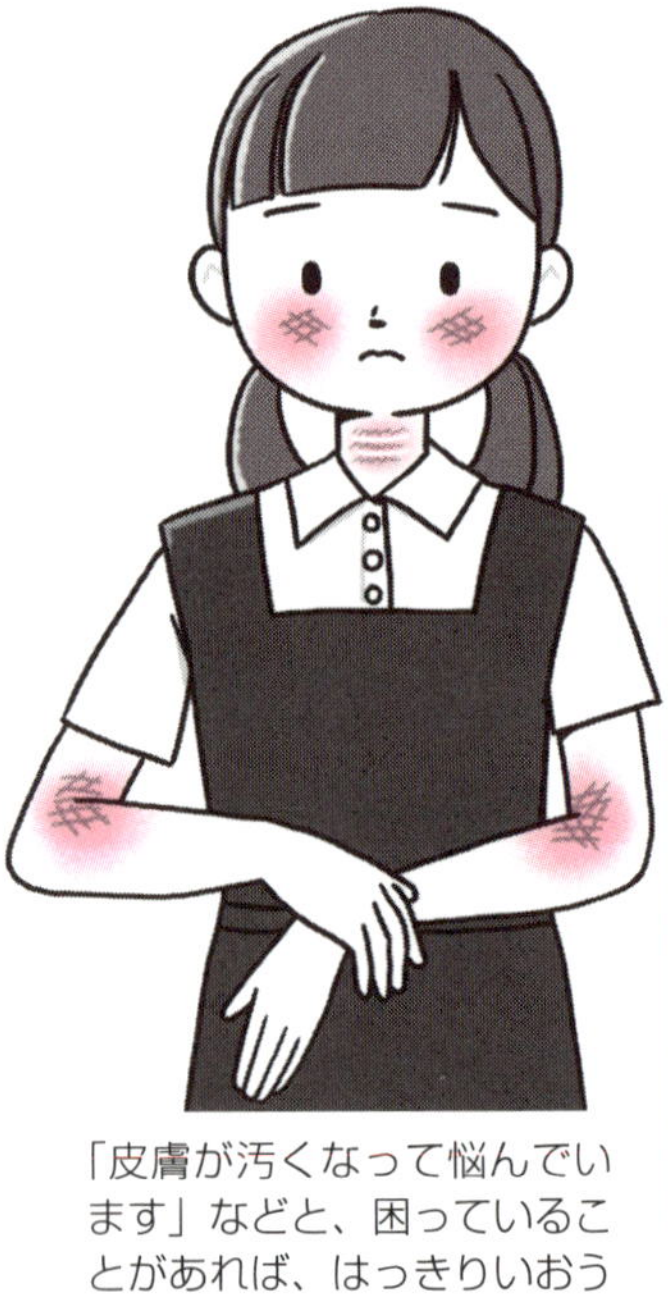

「皮膚が汚くなって悩んでいます」などと、困っていることがあれば、はっきりいおう

患者側からもコミュニケーションを

アトピー性皮膚炎の治療は、「医師のアドバイスに基づいて患者自らが治療していく」という気持ちで取り組むもの。自分が納得して治療に向き合えるように、診察では、現状を率直に伝え、わからないことは質問しましょう。医師の質問に答えるだけでは、医師は情報不足になりますし、患者さんには「聞きたいことを聞いてもらえなかった」という不満が残ります。

質問などはあらかじめメモにしておいたり、「お時間いいですか？」とひと言添えるなど、基本的なマナーを守るように心がけましょう。

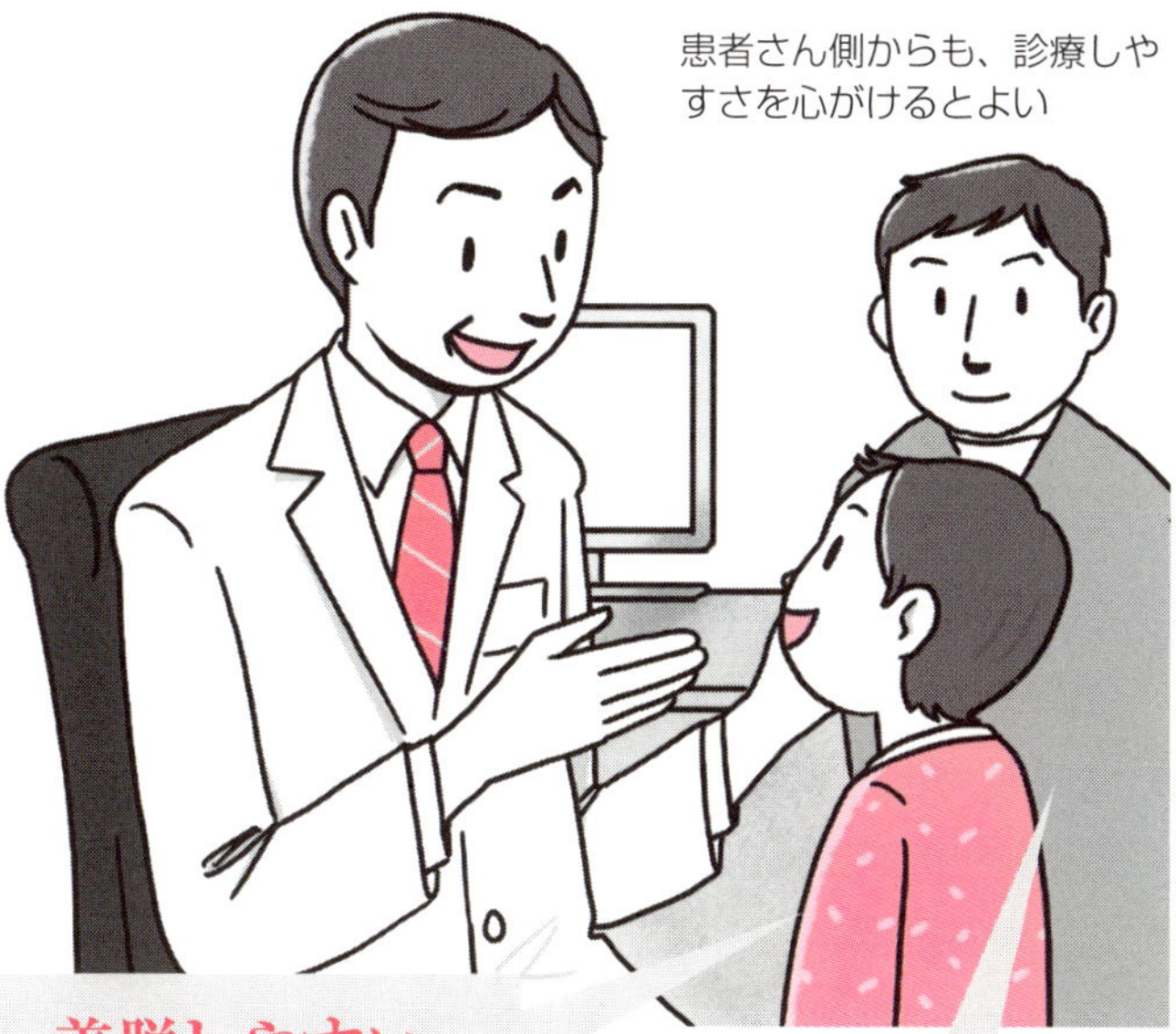

患者さん側からも、診療しやすさを心がけるとよい

着脱しやすい服装

子ども自身が着脱しやすい服装であることがベスト。着脱に時間をとられ、せっかくの診察時間がなくなってしまわないようにしよう。

知識をもつ

医師の説明を正しく理解し、必要な疑問点を質問できるようになる。ただし、信頼できる情報をもとにした知識をもとう。

Q 今の医師と相性がよいとは思えない

医師との相性は、長い治療に取り組むうえで重要になってきます。ただ、自分から何も質問せずに「今の医師は話を聞いてくれない」と不満を抱えている場合もあります。まずは、40ページのポイントをもとに、診察内容を改善できないか試してみましょう。

また、話しやすくて好ましい関係は築けているが、症状がよくならない……というのも困ります。通常は、適切な治療をしていれば一ヵ月ほどで改善がみられます。

医師を選ぶ際に迷ったら、次のポイントも目安にしてください。

●アトピー性皮膚炎の治療ガイドラインに沿った標準治療をおこなっている。
●皮膚をみて、触って、症状を確認したうえで、薬を処方する。
●強い薬でも適切に処方し、塗る部分、塗り方、期間などをそのつど説明する。
●患者さんの話をよく聞き、質問にきちんと回答する。
●悪化要因や日常生活について、注意点や対処法をアドバイスする。

取材協力：認定NPO法人日本アレルギー友の会（p40～41。p40は丸山による）

警告

アトピービジネスにふりまわされないで

家族や周囲の人がステロイドについて正しく理解せず、不確かな情報に翻弄《ほんろう》される場合があります。なかには、効果に乏しい治療に高額をつぎこんでしまうなど、深刻なケースもあります。

アトピービジネスとは

科学的な根拠によらず、アトピー性皮膚炎がよくなるという治療法や商品をすすめるのがアトピービジネスです。なかには伝統的な民間療法もあり、すべてダメとはいえませんが、高額なものには注意が必要です。

アトピー性皮膚炎が治ることをうたい、高額なものを販売するビジネス。石けん、シャンプー、水などの商品や、温泉療法、海水療法など、独自の治療法をすすめる。扇情的な文句で患者さんを引き付けようとする。

乾燥肌がしっとり！

医療機関で処方される保湿剤と同じ成分、市販の保湿ローションと同じということはないか

殺菌効果バツグン！

あまりに殺菌効果が高い薬剤は肌を傷めることもあるので要注意。肌の黄色ブドウ球菌は洗い流せば OK

脱ステロイド！

ステロイドへの偏見による情報ではないか。飲み薬と塗り薬の副作用を混同していないか（→ P86）

免疫力アップ！
体質改善！

アレルギー体質は変えられるのか、免疫力アップは有効か疑問（→ P44）

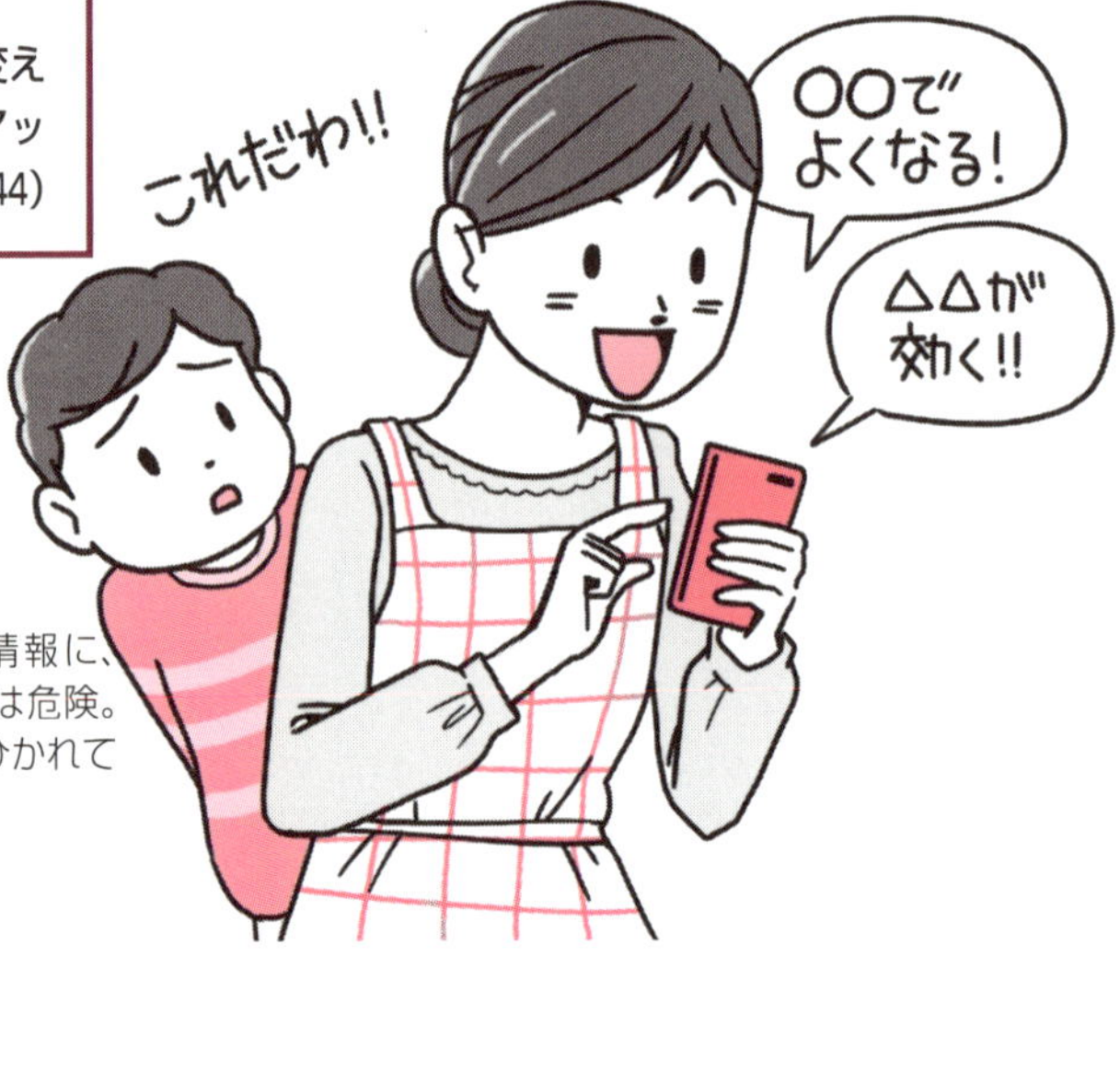

SNS でみつけた情報に、すぐにとびつくのは危険。巧みな宣伝文句にひかれているだけでは？

なかなか治らないと心配やあせりから……

治療を続けていても、ちょっとしたことで悪化したりと、なかなか治療の効果を実感できない場合があります。そんなときに「ステロイドは危ない」といわれたり、「ステロイドは効かないのではないか」と誤解したりして、標準治療を中断し、民間療法や、高額な治療法に乗り換えたりする人は少なくありません。

しかし、現在のところ標準治療以外に、効果が認められている治療法はありません。重症になって受診する患者さんのなかには、本来治るはずだったのに、標準治療以外の治療法で悪化してしまった人もかなりいると考えられます。

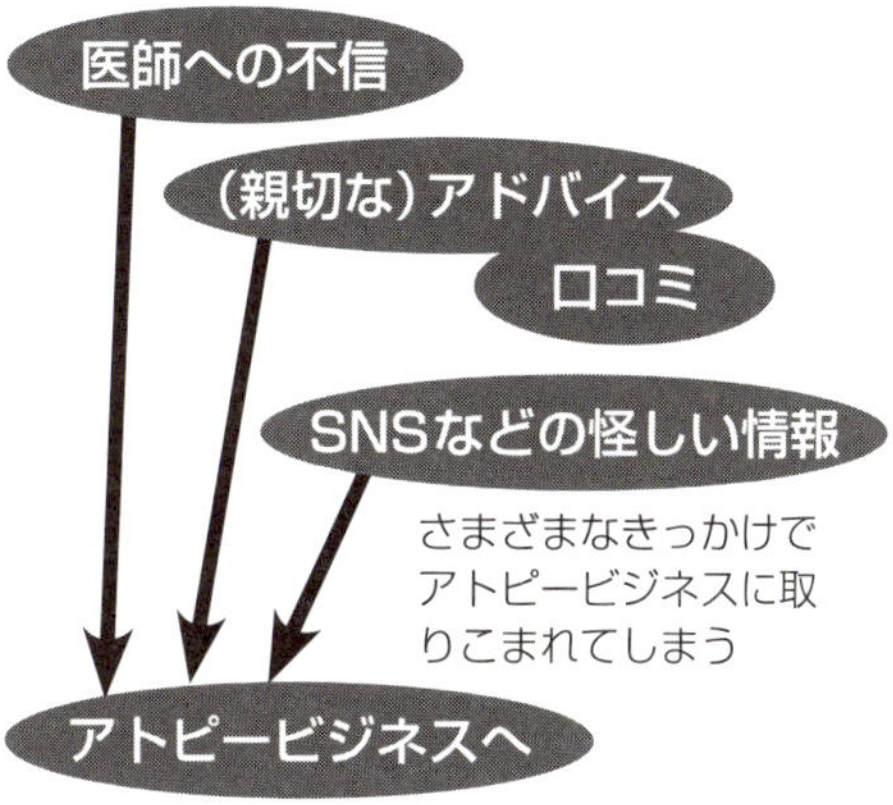
医師への不信
（親切な）アドバイス
口コミ
SNSなどの怪しい情報
さまざまなきっかけでアトピービジネスに取りこまれてしまう
アトピービジネスへ

宣伝記事の見方

アトピービジネスのなかには、効果があった率や体験談をのせている宣伝もあります。しかし、その記事の見方には要注意です。

商品Aの宣伝文句

200人が「効果あり」といっています！

↕ 何人のうちの200人なのか

通常の治験でも、偽薬（有効成分が入っていない）で治る人は2割いることがわかっている

↓

◆1000人のうちの200人なら、商品Aによる効果とはいえない

◆2000人のうちの200人なら、商品Aは、まったく無効

お金がなくなり、一家心中も

アトピー性皮膚炎の子どもの治療に悩み、一家心中を図ったというたましい事件がありました。

重症のアトピー性皮膚炎の子どもの治療に奔走していた母親は、食物アレルギーがある子どもについて、「もう食べさせるものがない」と悩みを漏らしたこともありました。かゆみのために、深夜に泣く子どもの声を聞いたという人も多く、両親も疲労がたまっていたと考えられます。

また、「病院だけでも一ヵ月五万円」など、経済的な負担も増大していました。〝几帳面でまじめ〟と評判だった両親は、死を決意するほどに追い詰められてしまったのです。

医師からのひと言

標準治療なら、一ヵ月に医療費が五万円もかかるわけはありません。症状は標準治療でコントロールできます。治療について正しい知識をもたないことは、結果的に患者さんに大きな不利益を生じさせてしまうのです。

COLUMN

体質は改善できるのか？免疫力アップで治るのか？

体質は変えられないもの

アトピー性皮膚炎は遺伝子に組みこまれた情報が関係しています。遺伝子そのものは変えることができないので、厳密には体質改善はできません。そのため、治療では、発症や悪化にかかわる環境を見直すことが欠かせないのです。

民間療法には、「体質を変える」と称して皮膚を刺激する方法があります。しかし、いたずらに皮膚に負担をかけると、かえって症状を悪化させてしまいます。

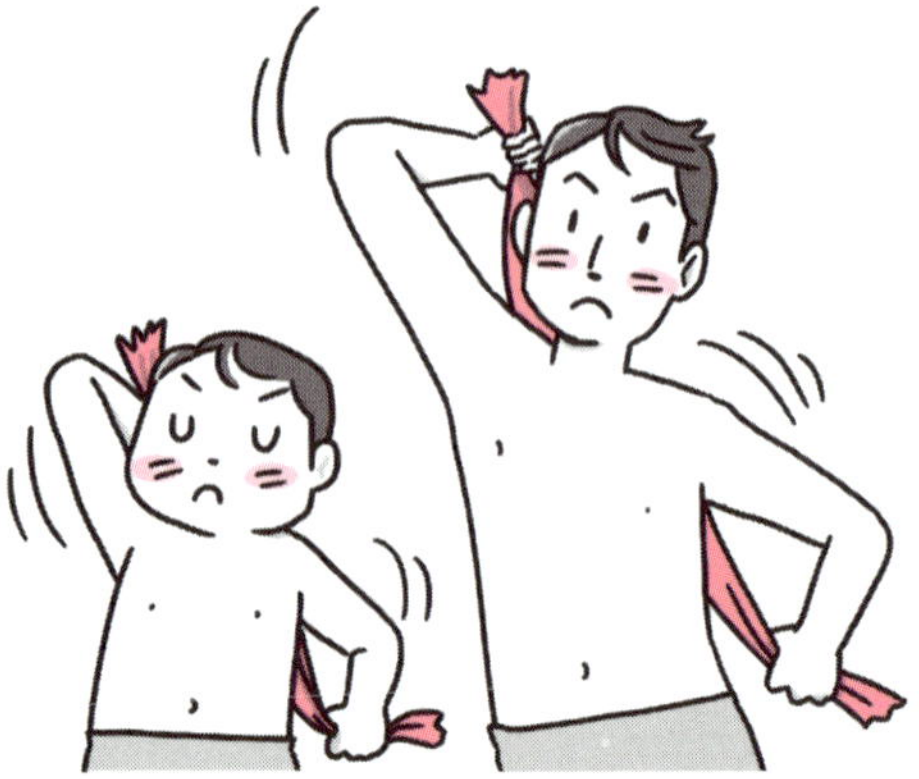

肌を鍛え、体質改善に有効といわれる乾布摩擦だが、乾燥肌の子どもには厳禁。皮膚を傷めてしまう

アトピーはむしろ免疫が過剰に働いている

よく、「免疫力を上げるために」特定の食品を食べる人がいますが、アトピー性皮膚炎などのアレルギー性疾患は、免疫の過剰反応が原因。免疫力アップはアレルギー反応を加速させる恐れがありますし、そもそも、治療に免疫抑制薬（→P88）を使うほどです。

私たちの体は、食べたものでできています。免疫のバランスを整えるなら、バランスのよい食生活を心がけることこそが重要です。

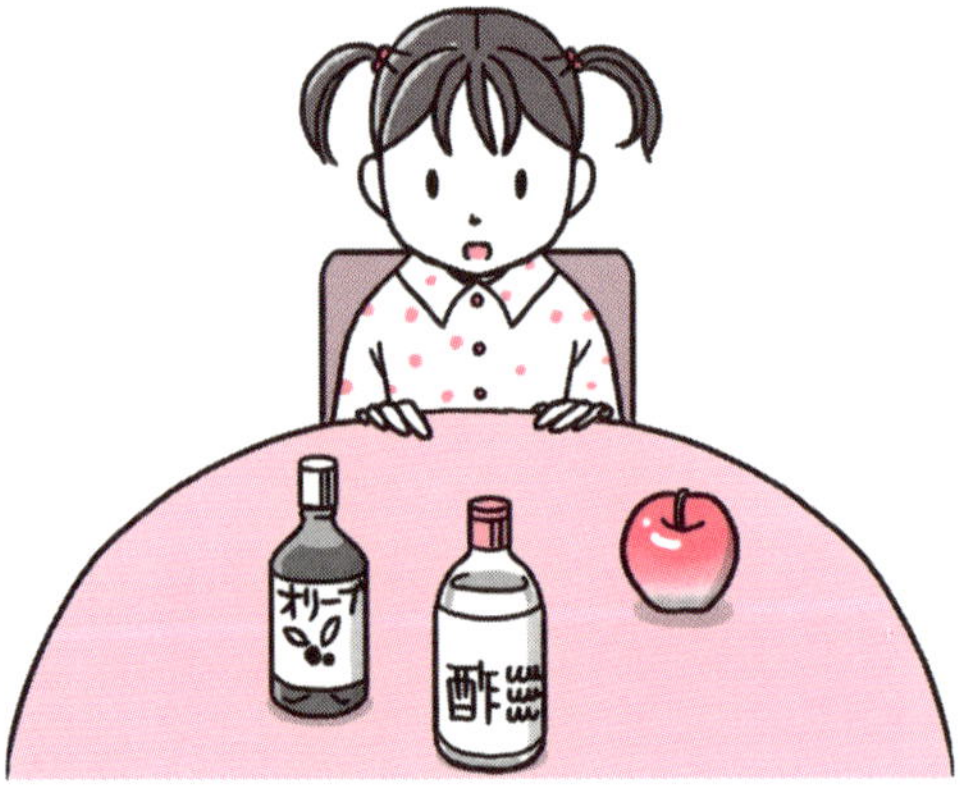

特定の食品で免疫力が上がる証拠はどこにもない。食事は偏らず、バランスよく食べるほうがいい

3

悪化の因子を減らすことが先決

アトピー性皮膚炎はかゆい病気です。
その症状を悪化させる因子はたくさんあります。
かくことが大きく影響しますが、
乳幼児では食物も悪化因子として見逃せません。
何が悪化の因子になるかを知り、
できるだけ減らしましょう。

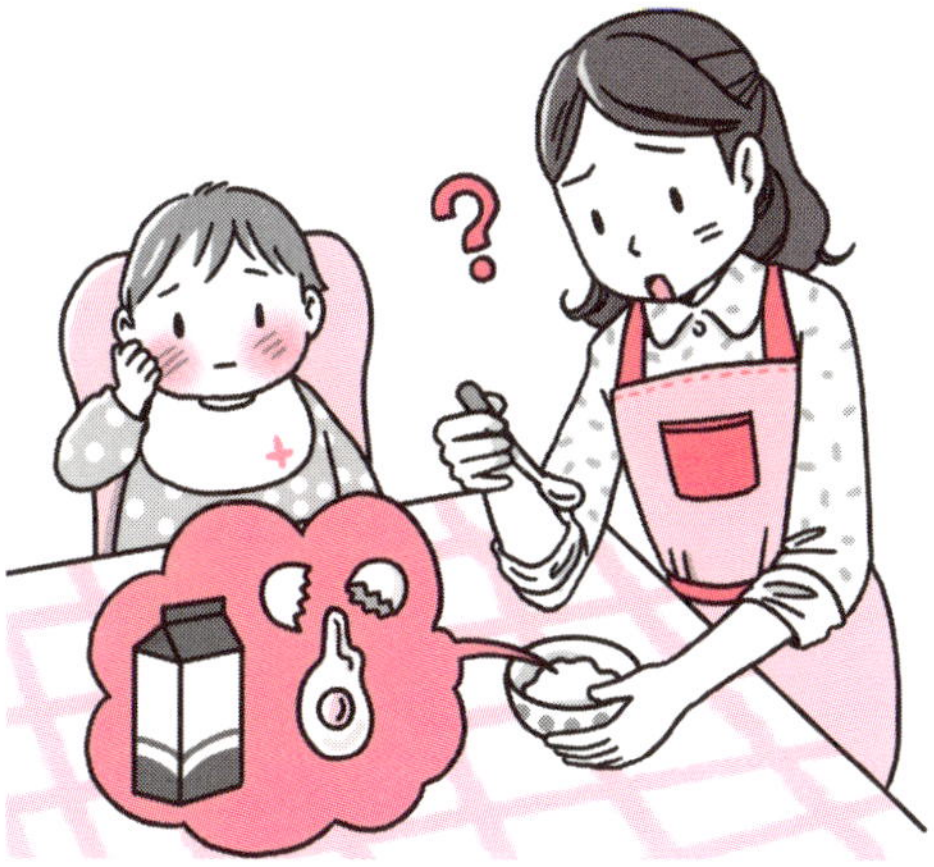

悪化因子

悪化させないよう、注意するものは多くある

アトピー性皮膚炎の症状を悪化させるものを、悪化因子といいます。悪化因子を取り除くことは重要な治療法のひとつです。まず、何が悪化因子となるのかを知っておきましょう。

直接の原因にもなる

悪化因子は皮膚炎の症状を重症化・長期化させますが、それじたいがアトピー性皮膚炎の原因にもなります。アレルゲンになるものや、皮膚を刺激したり乾燥させたりすることで、アトピー性皮膚炎を招くものもあります。

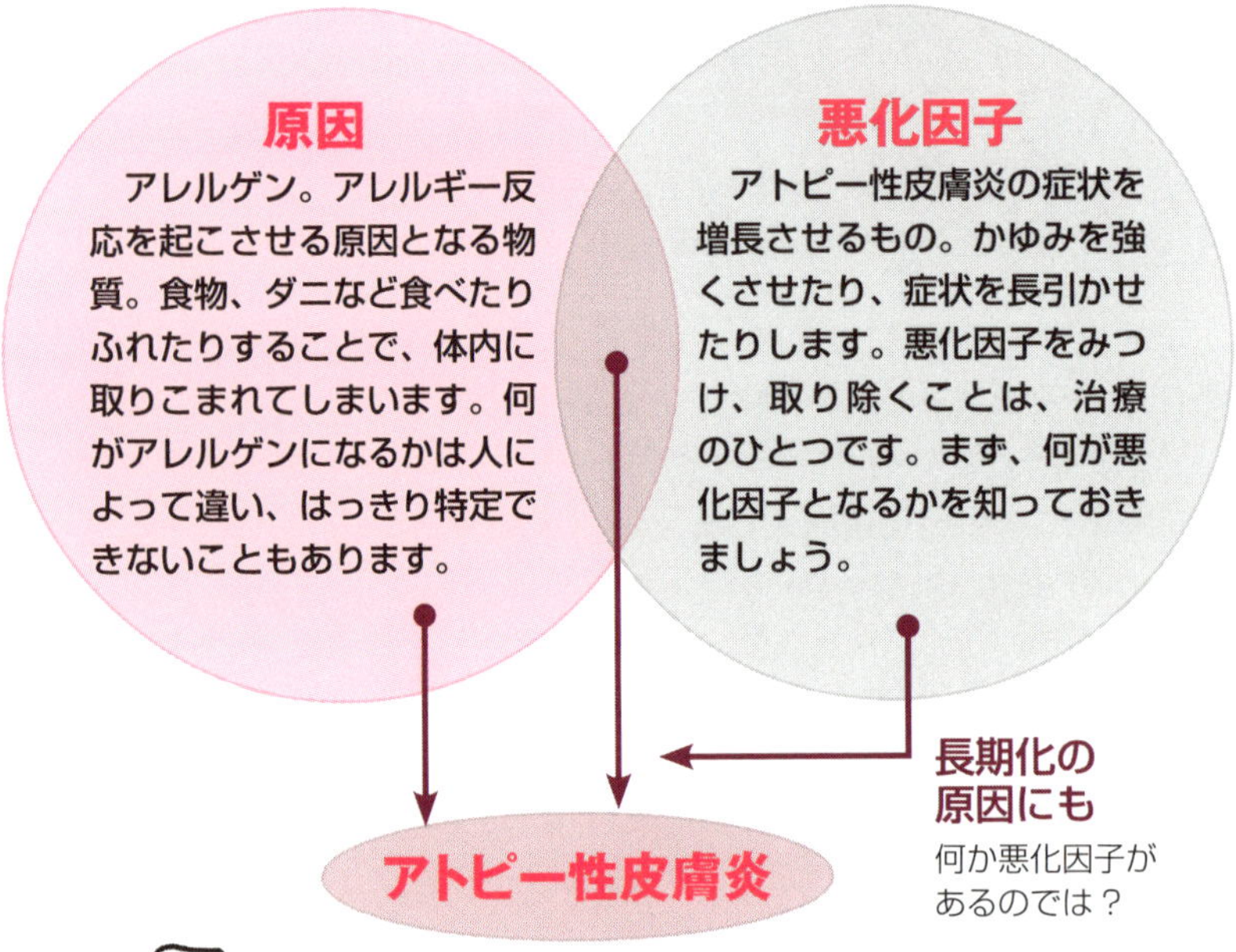
原因
アレルゲン。アレルギー反応を起こさせる原因となる物質。食物、ダニなど食べたりふれたりすることで、体内に取りこまれてしまいます。何がアレルゲンになるかは人によって違い、はっきり特定できないこともあります。
悪化因子
アトピー性皮膚炎の症状を増長させるもの。かゆみを強くさせたり、症状を長引かせたりします。悪化因子をみつけ、取り除くことは、治療のひとつです。まず、何が悪化因子となるかを知っておきましょう。
長期化の原因にも
何か悪化因子があるのでは？
アトピー性皮膚炎

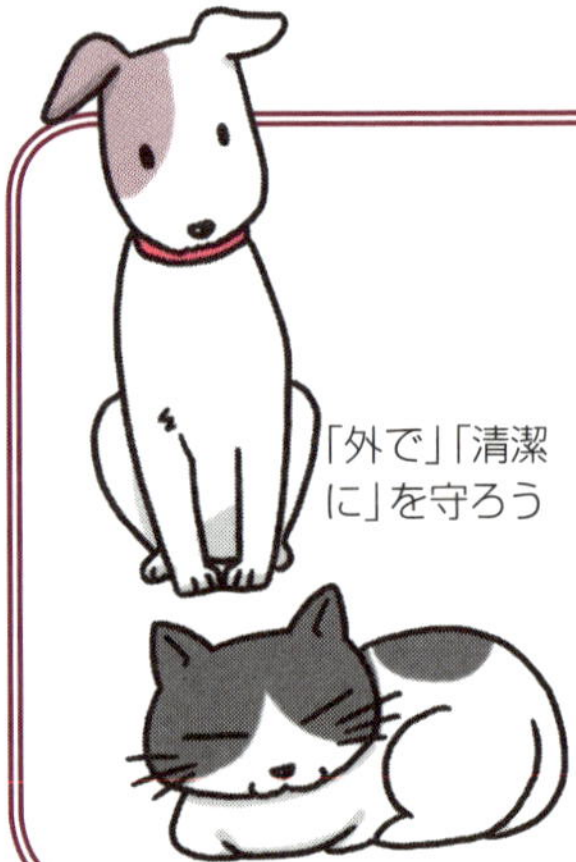
「外で」「清潔に」を守ろう

Q ペットを飼うのはやめるべき？

ペットの毛やフケ、フン、唾液がアレルゲンになる子どもは少なくありません。また、それらはダニのエサになるため、ダニが増えるという弊害もあります。飼わないのがいちばんですが、情操面にはプラスもあります。

どうしても飼いたいなら、外でが基本です。シャンプーの効果は一週間以内なので、清潔にすることも大切です。

主な悪化因子

検査でわかったアレルゲンのほかにも、症状を悪化・長期化させるものがあります。悪化因子をみつけるには、考えられそうなものをひとつひとつ取り除いて、症状が改善するかどうかをみるのもひとつの方法です。

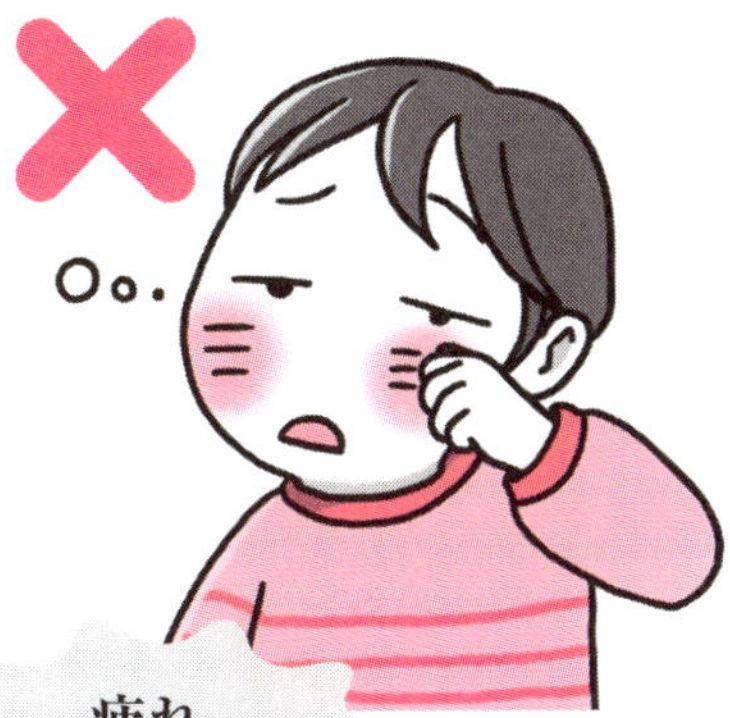

- 食物（→P52）
- 衣類（→P56）
- ひっかくこと（→P48）
- 疲れ、睡眠不足（→P58）
- 体を熱くしすぎること（→P49）
- 日焼け（→P49）
- ダニ、ホコリ、カビ（→P56）
- ストレス（→P58）
- 石けん、シャンプー（→P57）
- 汗（→P57）

すべてを取り除くことは不可能だが

子どもの悪化因子は何なのか、把握しておきましょう。睡眠不足やストレスのように、みつけやすいものもありますが、意外なものが悪化因子だったりします。

なかには、取り除くことができないものもあります。あまり神経質にならず、できる範囲で取り除きましょう。

アレルゲン以外でも控えたい食物がある？

アレルゲンではなくても、症状を増長させるといわれる食物があります。たとえば菓子類などの甘いもの。個人差があるので、食べてもまったく安心とはいえませんが、完全にやめる必要はありません。脂肪分が多く含まれる食物や香辛料などの刺激物も同様です。

ただ、症状が出ているときには、控えめにするほうがいいでしょう。

掻《そう》爬《は》①

かくことで皮膚のバリアを壊してしまう

皮膚をひっかくことを「掻爬」といいます。かくことはアトピー性皮膚炎を確実に悪化させます。しかし、もっともつらい症状はかゆみ。かいてはいけないとわかっていても、かかずにいられません。

かくと悪化する

かくと一瞬は気持ちがいいので、ついかいてしまいます。徐々にかくことがやめられなくなりエスカレートすると、皮膚を傷つけてしまいます。するとさまざまな症状が現れ、かゆみが増すことになります。

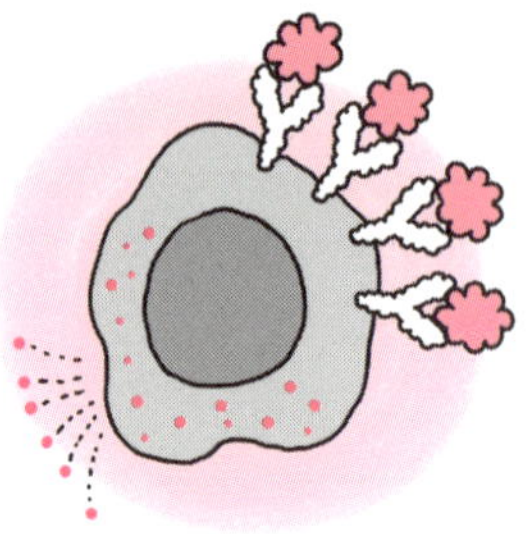

アレルギー反応によってマスト細胞から化学物質が放出される(→ P17)。これがヒスタミンなどで、かゆみのもと

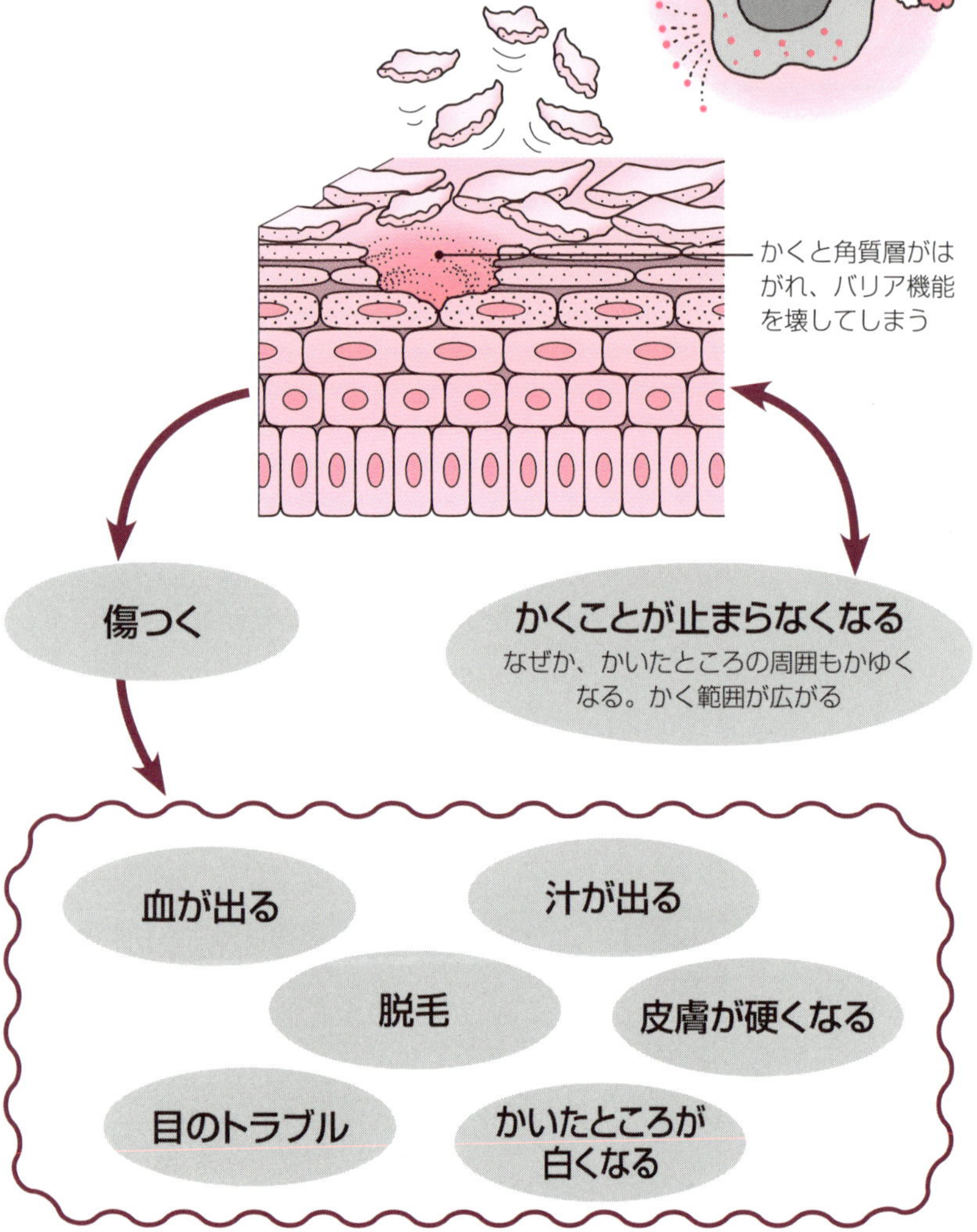

かくと角質層がはがれ、バリア機能を壊してしまう
傷つく
かくことが止まらなくなる
なぜか、かいたところの周囲もかゆくなる。かく範囲が広がる
血が出る
汁が出る
脱毛
皮膚が硬くなる
目のトラブル
かいたところが白くなる

かゆみが増すのは

かゆみを強くさせないために、自分たちでできることもあります。以下のような状況ではかゆみが強くなります。悪化因子はできるだけ減らしましょう。

体調が悪いとき
セーターを直《じか》に着るなど皮膚を刺激するような衣服
風呂で温まりすぎたとき
暖房が強くて温まりすぎたとき
運動して汗をかいたとき汗をかきはじめたとき
からいものを食べた刺激で
精神的なストレスを感じたとき
細菌が感染し、ほかの皮膚炎が合併したとき
急に治療をやめたとき

上記のほか、ほっとリラックスしたときにもかゆみが増すことがわかっています。リラックス時に、上記のような悪化因子が重ならないようにしましょう。

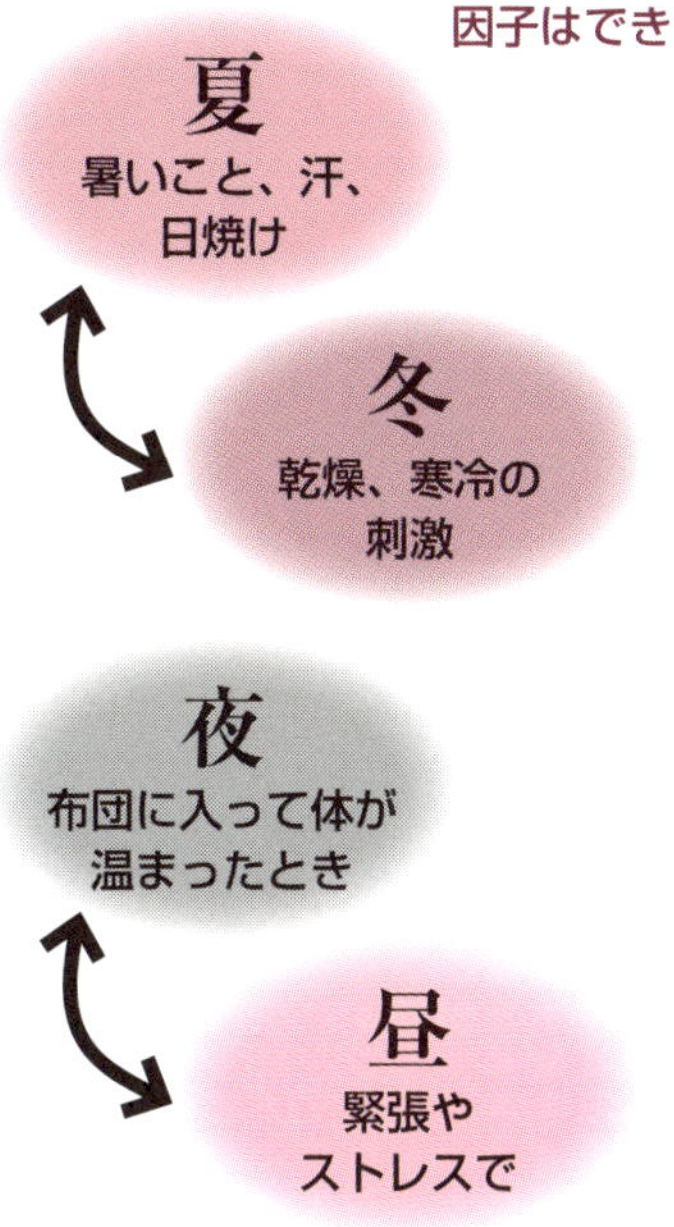
夏
暑いこと、汗、日焼け
冬
乾燥、寒冷の刺激
夜
布団に入って体が温まったとき
昼
緊張やストレスで

夏も冬も、昼も夜も、それぞれにかゆみが増す因子がある

もっとも大きな悪化因子はかくこと

アトピー性皮膚炎のかゆみは強く、がまんが難しいため、子どもはついかいてしまいます。

一瞬かゆみはまぎれますが、皮膚は傷つき、中からいろいろな化学物質が出てきます。さらに、壊れたところからアレルゲンや刺激物が入りこむと、かゆみが増します。するとまたひっかいてしまうという悪循環に陥り、症状は悪化していきます。かくことを少しでも減らしたいものです。

かくのは人間の本能の動作

かゆみは皮膚以外で感じることはない感覚です。かゆみを感じてかくことは、皮膚についた有害物質をはらいとるための本能的な行動だったと考えられます。

しかし、アトピー性皮膚炎では知覚神経が表皮まで伸びていることもあり、かゆみは激烈です。

かゆみを抑えることができれば、アトピー性皮膚炎は治ったも同然。かゆみをいかに抑えるかが、これからの研究の大きな課題です。

掻爬②

冷やせばかゆみが少しは楽になる

かいている子どもをみると、つい「かいちゃダメ」といいたくなるでしょう。きちんと治療してよくなればかゆみはなくなりますが、今のかゆみを軽くするために、できることもあります。

最良の対策はきちんとした治療

アトピー性皮膚炎では、表皮のバリアが弱くなっています。かくとすぐに皮膚が破れて血や汁のような滲出液《しんしゅつえき》がにじみ出ます。

アトピー性皮膚炎のかゆみを取るには、きちんと治療することがいちばんです。塗り薬で炎症を抑え、スキンケアで皮膚の状態を保ちます。かゆみが強いときには、飲み薬を併用することもあります。

ただ、目の前の子どものかゆみをどうにかしたいと思うのは普通の心情です。かゆみを完全に取ることはできなくても、少しは楽にすることはできます。

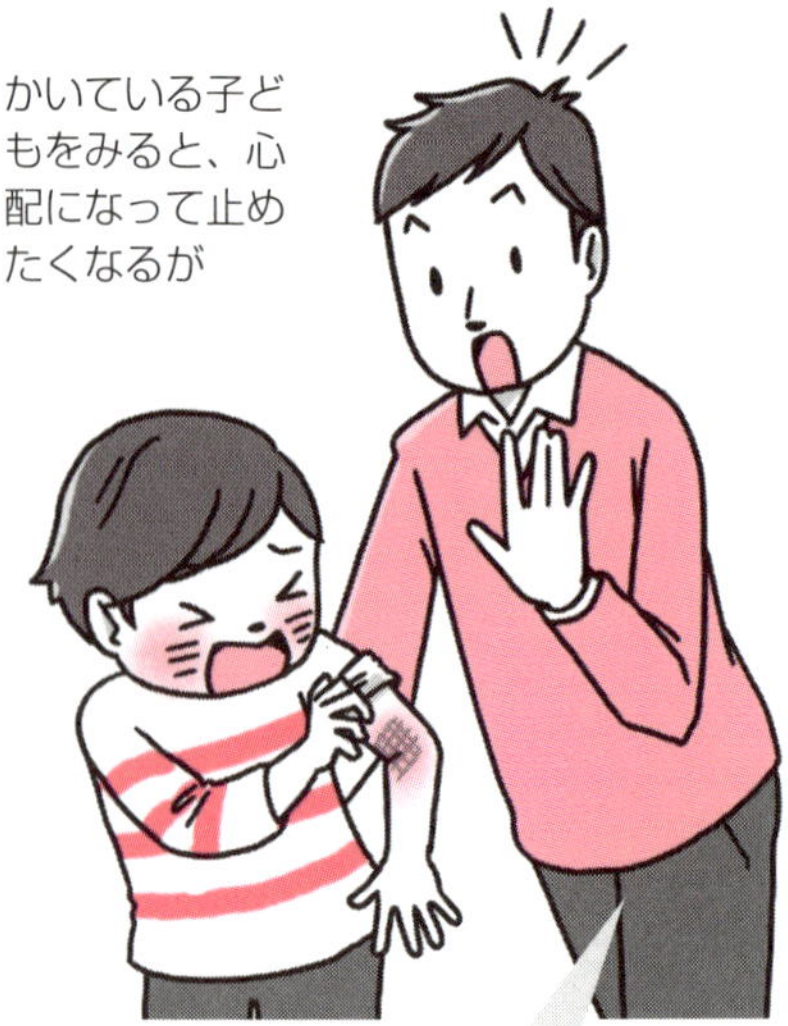

かいている子どもをみると、心配になって止めたくなるが

子どもを責めないで

「かいたらダメでしょ!」などと、子どもを責めないでください。ある程度の年齢なら、本人もかいたらいけないことはわかっています。かゆみのつらさに、それをわかってもらえないつらさが加わるだけです。

「かゆいんだね」と声をかけ、左ページのような対応をしましょう。

Q 黒く、硬くなった皮膚はもとに戻る?

何度もかき壊しては皮膚がもとに戻るということをくり返すうちに、皮膚は黒く硬くなってきます。まず、これ以上、ひっかかないようにしてください。

特に首の皮膚が黒くなる人が多いのですが、手がいきやすい部分だからでしょう。汗をかくことや外に出ているので乾燥も影響しています。こうした刺激への反応として皮膚が黒く硬くなるのです。

皮膚を正常な状態に戻すには、外用薬をしっかり塗ることです。ステロイド外用薬が効きます。きちんとした治療をしていけば、もとに戻ります。

黒くなった部分も、かき壊しによる色素沈着なので、治療すればゆっくり色が抜けていきます。

かくことへの対応

かゆみを軽くするために、できることがあります。かゆい部分をたたくのはよくありません。気をそらせるために、テレビゲームなどを与える人もいますが、運動不足や睡眠不足という別の問題につながらないよう注意してください。

気をそらす

かくと止まらなくなるので、ほかのことで気分転換させます。本を読んであげる、いっしょにゲームをする、外に出るなどするとよいでしょう。

爪を切っておく

かいてしまうのは完全に止められません。せめて傷つけないように、爪は短く切っておいてください。子どもはすぐに爪が長くなるので、１週間に１回以上はチェックします。

専用のはさみや爪切りで、白い部分を１㎜ほど残して切る

冷やす

かゆみの感覚を「冷たい」という感覚に置き換えます。体が温まるとかゆみが増すので、室温を下げたり、冬でも一時的に暖房を切ります。特にかゆみの強い部分を冷やすだけでも楽になります。

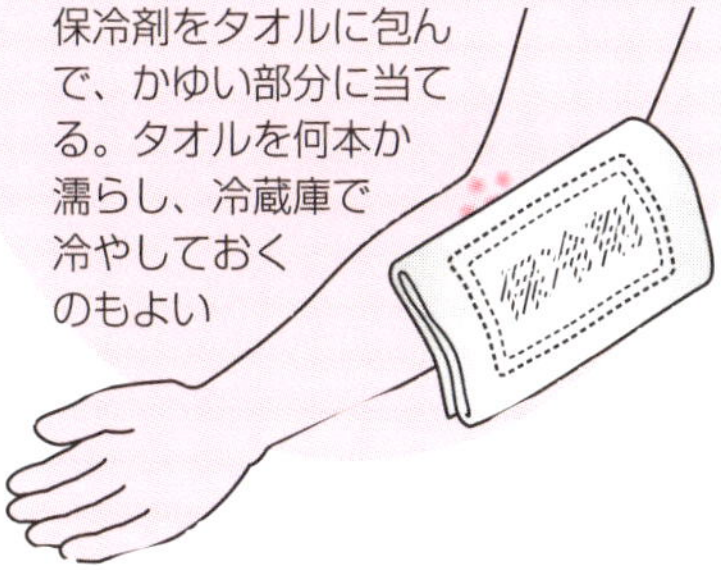
保冷剤をタオルに包んで、かゆい部分に当てる。タオルを何本か濡らし、冷蔵庫で冷やしておくのもよい

市販の保湿スプレーも

市販の椿油スプレーには保湿効果と、かゆみを軽減する効果があると報告されています。

カバーする

寝ている間にかいてしまうこともあります。パジャマは長袖・長ズボンにします。裾がすぼまっている形のほうがいいでしょう。炎症がひどいときには、ガーゼや包帯、ネットでカバーします。手袋は綿 100% のものを選びます。

クセになっていないか注意してみよう

特にかゆくなくても、ストレス解消のためにかくことがクセになっていることがあります。嗜癖《しへき》的掻爬行動といいます。本人はストレス解消を意識しているわけではありません。

どんなときにひっかいているか、回数や状況をメモして検討します。ストレス解消法や、好きなことをみつけるなどして、かく行動を減らします。

食物①

乳幼児期には食物アレルギーの検査が必要

赤ちゃんの肌は柔らかくて薄く、湿疹や赤みがよく起こります。アトピー性皮膚炎の治療をしてもよくならない場合は、食物アレルギーが合併しているのかもしれません。

食物アレルギーとは別の病気

アトピー性皮膚炎と食物アレルギーは同じ皮膚症状があるので混同しがちですが、別の病気です。

離乳食を食べさせて顔に赤みが出たり、全身にブツブツが出たりすると、卵か牛乳のせいかと考えがち

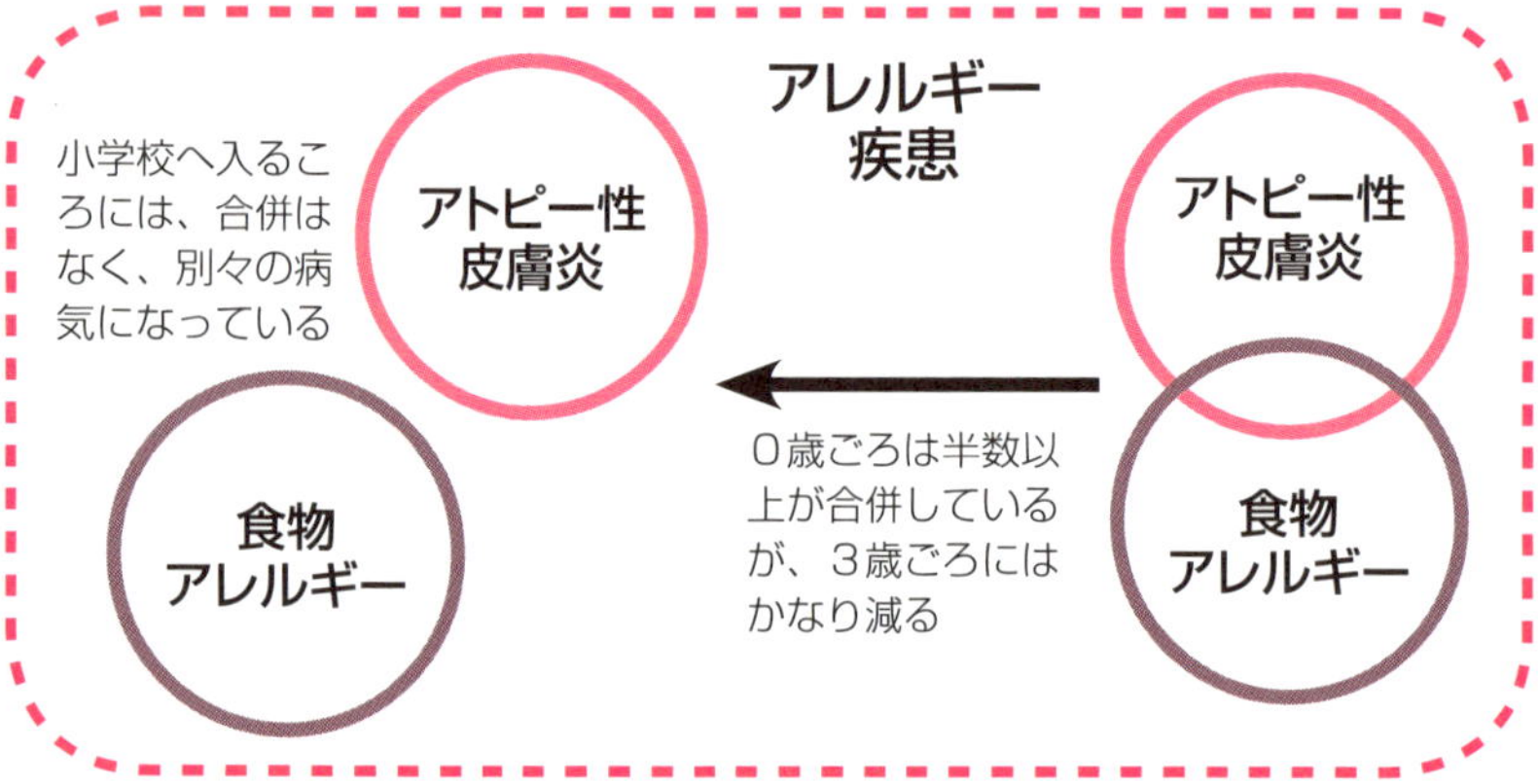

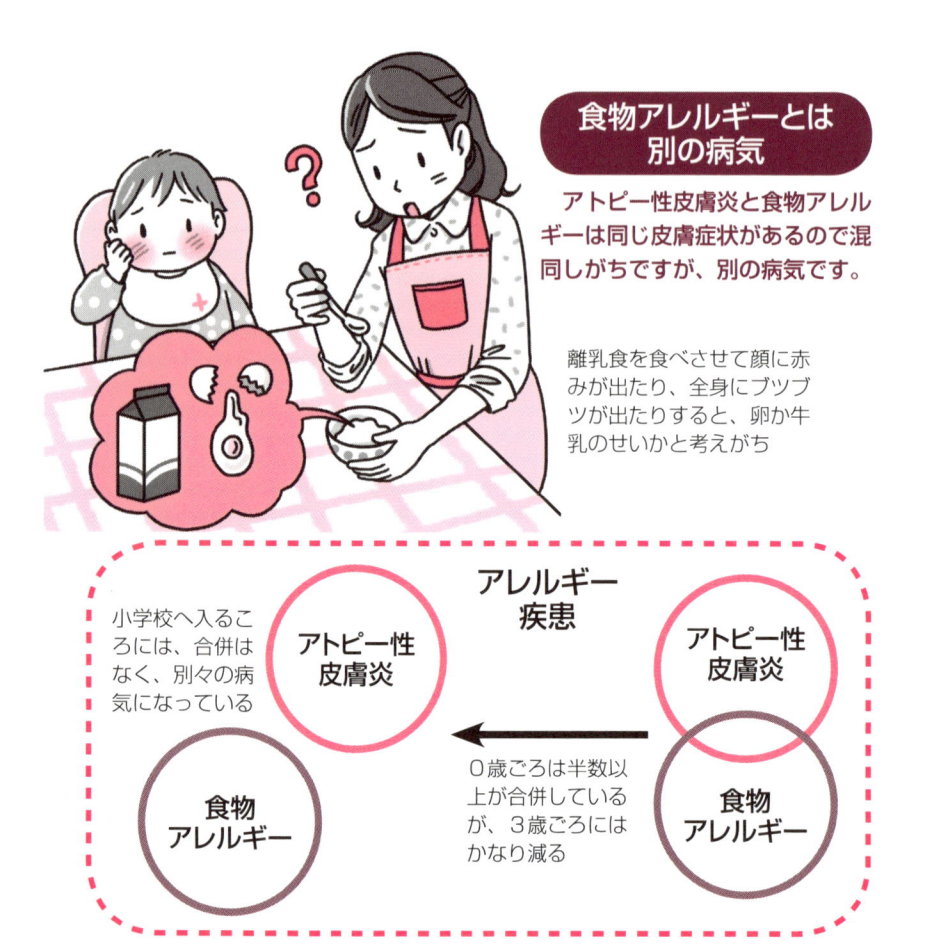

アレルギー疾患
アトピー性皮膚炎
食物アレルギー
0歳ごろは半数以上が合併しているが、3歳ごろにはかなり減る
アトピー性皮膚炎
食物アレルギー
小学校へ入るころには、合併はなく、別々の病気になっている

皮膚の炎症の原因が本当に食物か確認を

乳幼児期にアトピー性皮膚炎を発症すると食物がアレルゲンだととらえて、食べさせるものを制限しがちです。しかし、食物アレルギーはアトピー性皮膚炎とは別の病気です。

乳幼児のアトピー性皮膚炎もステロイド外用薬を使うなど、標準治療をします。それで二ヵ月たってもよくならなければ、食物アレルギーを合併したアトピー性皮膚炎の可能性があります。

アレルゲンとなる食物は、きちんと検査して調べます。くれぐれも、卵や牛乳がアレルゲンだろうと想像して食べさせないなどの対応はしないでください。

正しい対応をする

医師に指導されたとおりにステロイド外用薬を使い、スキンケアをしても湿疹がよくならなければ、食物アレルギーもあるかもしれません。アトピー性皮膚炎とは別の治療が必要です。

湿疹が続いている

チェックポイント

- 生後1～2ヵ月のころから湿疹があった
- 顔に湿疹があり、強いかゆみがある
- ステロイド外用薬を塗ってもよくならない
- よくなったり悪くなったりで2ヵ月たった

見直し

まずこれらを改めよう

以下のようなことをしていないか

- スキンケアが不十分ではないか
- 汗をかいたり、かゆくてかいてしまうのを放置している
- ダニの多い環境にしている
- 夜ふかし、睡眠不足にさせている
- ステロイド外用薬をきちんと塗っていない。塗ったり塗らなかったりしているなど

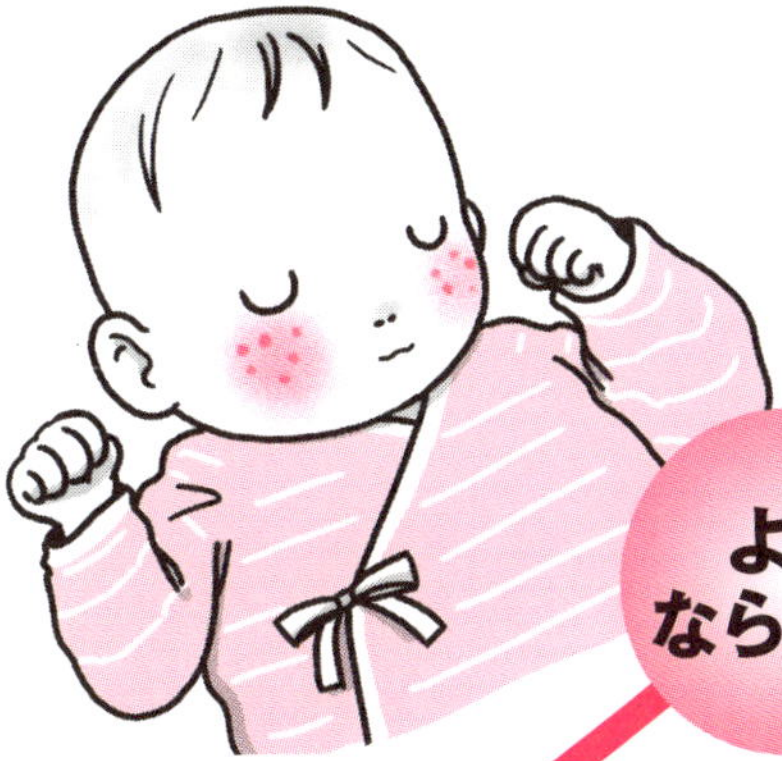

よくならない

考えられることはすべてしたが、湿疹がよくならないなら

検査

食物アレルギーを合併していないか、専門の検査が必要

■血液検査、皮膚テスト

IgE抗体検査でアレルゲンを調べ、
食物アレルギーの有無をみる

■食物除去試験

疑わしい食物を食べないと症状が改善するかをみる

■食物経口負荷試験

疑わしい食物を食べてみて症状が出るかをみる

やってはいけない対応

- 疑わしい食物を食べさせない ×
- 離乳食を始めない ×

食物②

食物制限しすぎると発育に影響を及ぼす

原因となる食物が確かめられたら、食べさせないようにします。ただし、きちんと検査をせず憶測や想像から除去するのはやめましょう。子どもの成長に影響するので、除去は必要最小限にします。

原因食物を除去する

アレルギーを起こすのは食物に含まれるたんぱく質によるものです。加熱すれば食物の性質が変わるので、食べられることがあります。また、発育に伴って消化機能も育ち、多くの子どもが食べられるようになります。

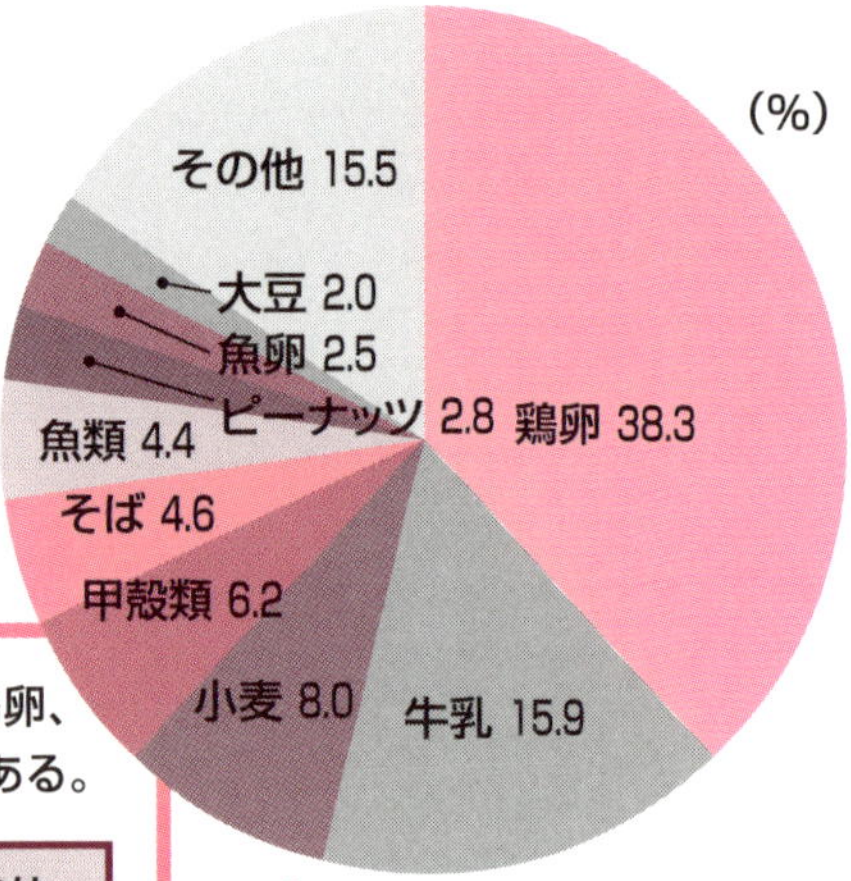

全年齢 調査数＝3882
今井孝成、海老澤元宏「平成14年・17年度厚生労働科学研究報告書」

アレルゲンとして多いのは、鶏卵、牛乳、小麦。年齢によって違いがある。

	1位	2位	3位
0〜3歳	鶏卵	牛乳	小麦
4〜6歳	鶏卵	牛乳	甲殻類
7〜19歳	甲殻類	鶏卵	そば

3つ以内

検査をすれば食べられないものは１つという子が多い。８割が3つ以内

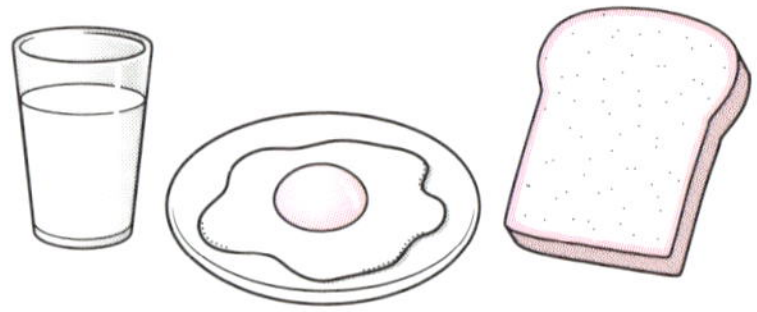

除去するものをきちんと確かめる

加熱すれば大丈夫、生でもほかの部分なら大丈夫ということも

例

牛乳はダメでも豆乳は飲める

卵白はダメでも卵黄は食べられる

食事管理

必要最小限の除去を。市販の総菜や加工品に含まれていないかもチェックする。

「念のため」の除去はしない

除去する食物は必要最小限に

アトピー性皮膚炎に食物アレルギーを合併していたら、それぞれに対する治療が必要になります。

食物アレルギーには、原因となる食物を除去します。できれば専門医のもとで検査を受け、原因食物を特定します。成長に影響しないように栄養指導を受けることもあります。

治療の進め方が決まったら、かかりつけ医につないでいくとよいでしょう。アトピー性皮膚炎の治療もあり、どちらの経過も相談できるからです。

食物アレルギーは、子どもの消化機能が未発達なために起こること。成長とともに食べられるようになることが多いので、定期的に検査をしていきます。治療の目的は食べられるようになることです。

食事管理の進め方

除去の程度は個人差があるので、医師の指示どおりにしていきます。半年から1年ごとに、食べられるようになったかを検査していきます。

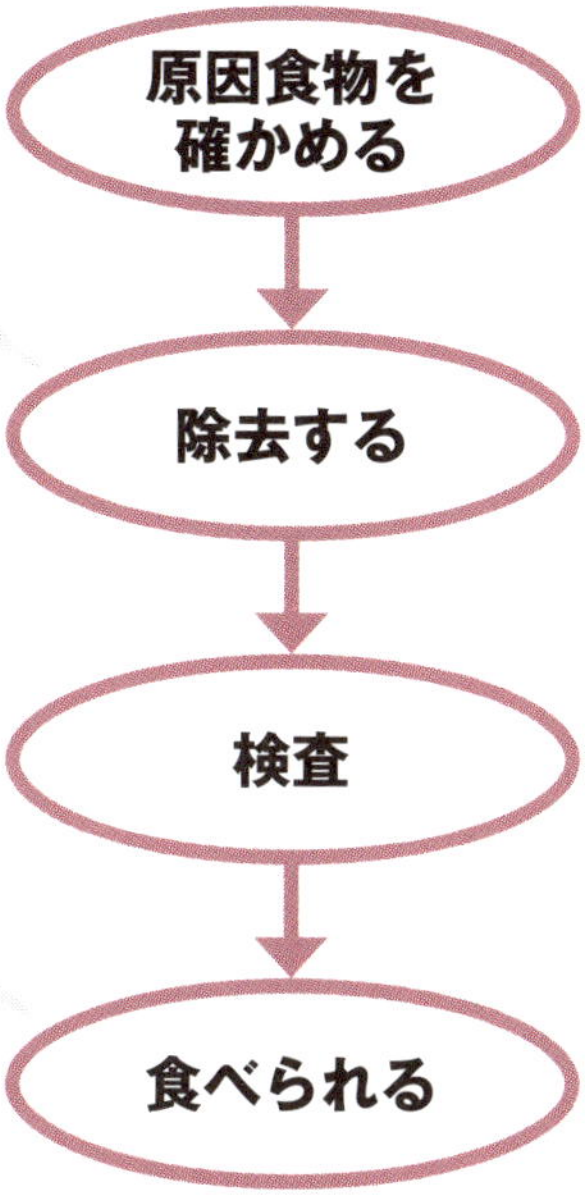

原因食物を確かめる
除去する
検査
食べられる

代替品を利用する
アレルギー用ミルクや牛乳成分の入っていないヨーグルトなど

加熱すれば食べられることも
調理法を工夫する

定期的に検査する
血液検査、食物経口負荷試験を受ける

Q 妊娠中の予防は

母親にアレルギーがあると、用心して妊娠中に卵や牛乳を口にしないほうがいいかと考えがちです。しかし、妊娠中に食事制限をしても、生まれてくる子どもの発症を予防できないことが、海外の研究も含めてわかっています。

両親ともにアレルギーがあっても、子どもに発症しないこともあります。生まれてからでないとわからないのが現状です。

Q 授乳中の制限は

離乳食を始める前から、重症のアトピー性皮膚炎になっている場合は、母乳の授乳を制限することもあります。ただ、母乳に含まれる微量の食物にアレルギーを起こすのは、専門の医療機関で検査をしてわかることがあるほどの、非常にまれな例です。

ほとんどの場合は、影響はありません。現在は、アトピー性皮膚炎があるから母乳育児はやめなさいとはいわれません。

食物アレルギーについて詳しく知りたい方は『食物アレルギーのすべてがわかる本』(海老澤元宏監修/講談社)をごらんください。

外的刺激

汗、ダニ、衣類などの刺激を減らす

悪化因子のなかには、アレルギー反応を起こさせるだけでなく、乾燥肌を刺激するものもあります。かゆみを強くしたり、ひっかくことの引き金になったりするので、できる範囲で減らしましょう。

できる範囲で無理せず減らす

子どもの環境を見直し、悪化因子は減らします。ダニやハウスダスト、衣類、汗など肌への刺激、温度や湿度などが悪化因子です。掃除はこまめにします。換気や湿度に気をつけ、ダニが増えないように意識しましょう。肌を刺激しないよう、身につけるものにも注意します。

ただ、あまりに神経質になると家族みんなのストレスになります。全部排除することは不可能だと、わりきることも必要です。

ハウスダスト

ほこりのなかみはダニ、カビのほか、衣類から出た綿ぼこりや、人の髪の毛、フケ、食べこぼしたかけらなど。これらはダニのエサや温床になり、アレルギーを起こしやすくします。床はたたみやじゅうたん敷きは避け、フローリングにしたいのですが、無理なら掃除機をひんぱんにかけましょう。ホウキやハタキは使わないようにします。

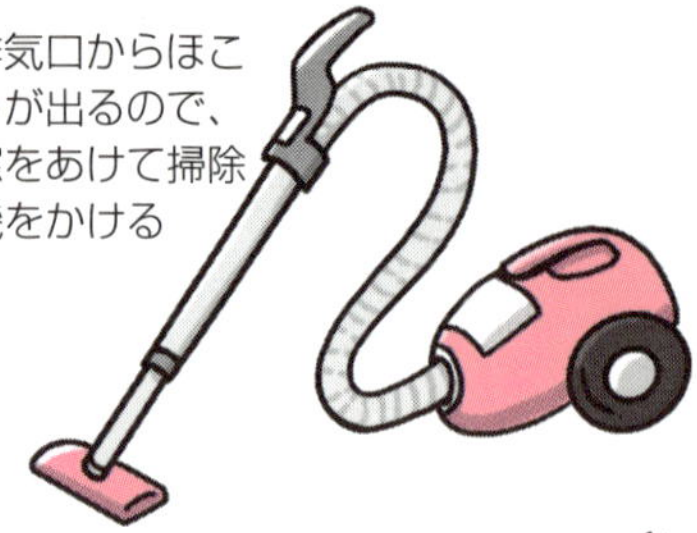

排気口からほこりが出るので、窓をあけて掃除機をかける

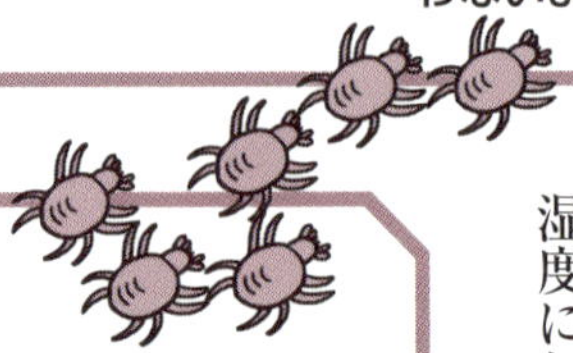

ダニ

ダニはアレルギーの有無にかかわらず、健康によくありません。ダニを増やしやすい環境やダニのエサになりそうなものは取り除くようにします。ダニの温床になりやすいぬいぐるみや、クッションは置かないのがベストです。

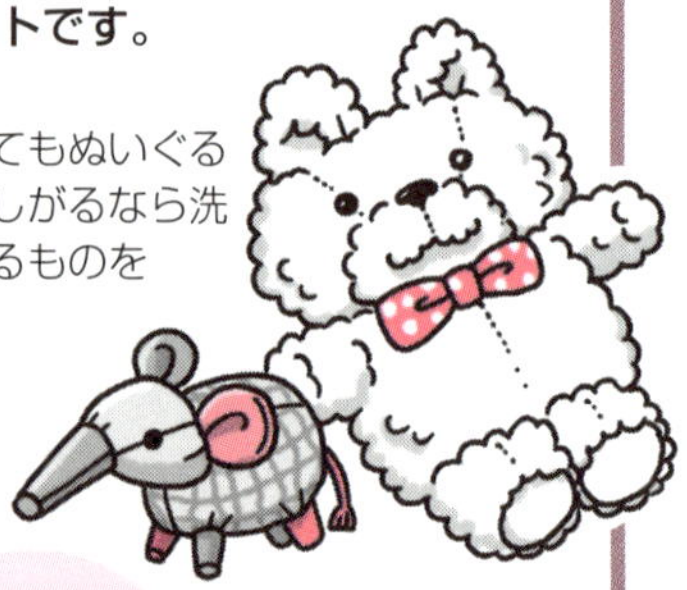

どうしてもぬいぐるみを欲しがるなら洗濯できるものを

ダニの好む環境
気温 25℃
湿度 75%

ダニのエサ
食べ物のカス
人のフケやアカ
カビ

温度、湿度

寒いときに部屋を閉め切って暖房を効かせすぎないように。湿度を上げすぎるとカビが発生しやすくなります。エアコンや加湿器は掃除をして、中のカビやほこりを空気中に舞い上がらせないようにしてください。

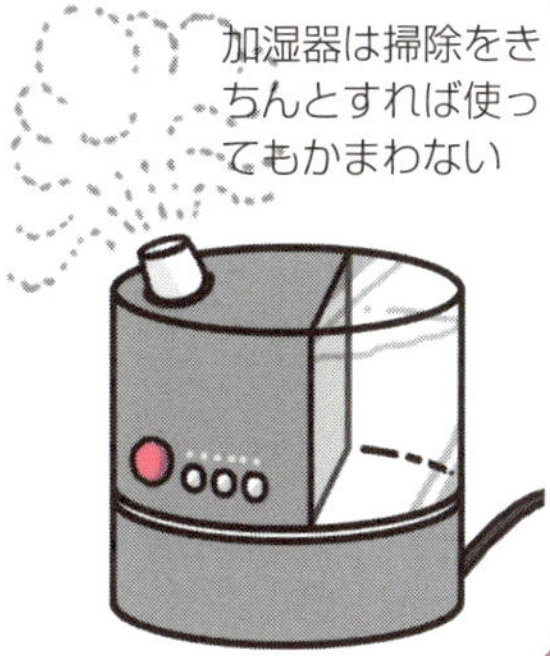

加湿器は掃除をきちんとすれば使ってもかまわない

汗

肌を刺激します。暑いと汗をかき、かゆみも増すので、あまり室温を上げないようにします。外出後や運動後には、汗を洗い流すか、無理な場合にはタオルをしぼってふきます。ただし、汗をかくこと自体は悪いことではありません。

洗剤、石けん

洗濯したときの洗剤が残らないように十分すすぎます。とくに界面活性剤を使った洗剤は残らないように、洗濯機でのすすぎを１回多くするなど工夫しましょう。

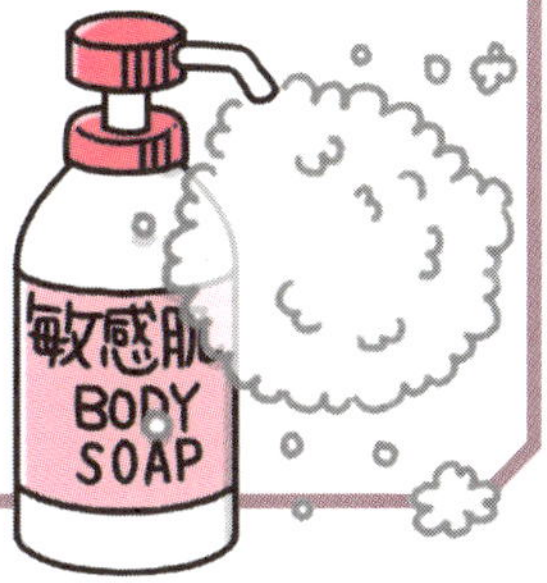

石けんやシャンプーは無香料のものや敏感肌用のものを使おう（→P70）

衣類

肌に直接ふれる衣類の選び方には注意が必要です。なめらかな綿素材が安心ですが、ポリエステルや絹にも、スベスベしたものがあるので、触って確かめてから。購入後は１度洗濯してから着せます。ベルトやゴムがきついと、肌に当たる部分がかゆくなるので、締め付けないようにします。また、乳幼児をダッコしている人は、子どもがほおをすりつける可能性があるので、セーターのようにチクチクする衣類は避けましょう。

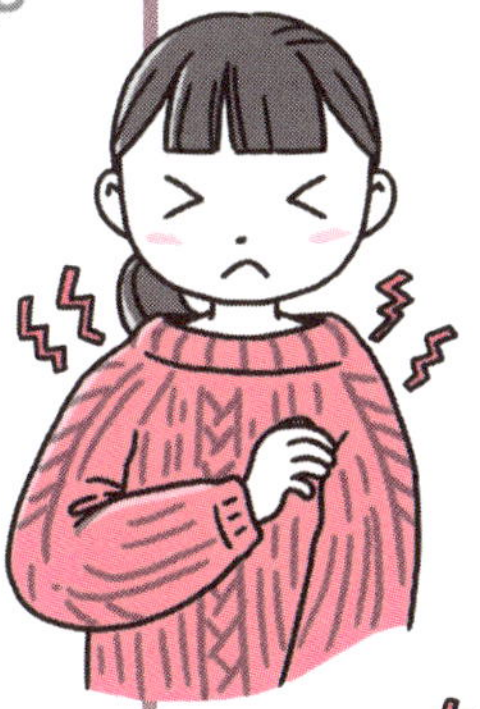

セーターを直接肌に当たるように着せるのは避けたい。薄い下着では刺激をなくせない。上半身がチクチクしてかゆくなる

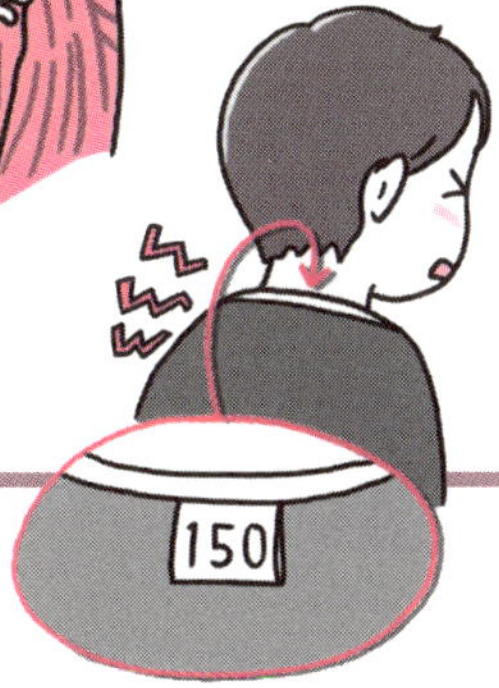

衣類についているタグで首の後ろがかゆくなりやすい。着せる前に切り取ってしまおう

その他

- 布団はダニの温床になります。日に干したり、掃除機をかけたりします。シーズンごとに丸洗いに出してもいいでしょう。
- シーツや枕カバーの素材や触感にも注意します。
- 首や額にかかる髪でかゆくなることがあります。
- 炎天下での帽子は必要ですが、頭の中に汗をかくので、通気性のよいものに。

ストレス

気持ちの問題が直接の原因になることも

アトピー性皮膚炎の悪化因子として忘れてはならないのがストレスです。疲労などの体のストレスだけでなく、精神的なストレスは、大人が想像する以上に皮膚の状態に影響するのです。

いろいろなストレス

ストレスといっても、悩みや心配ごとなどの心へのストレスだけでなく、疲労など体へのストレスもあります。

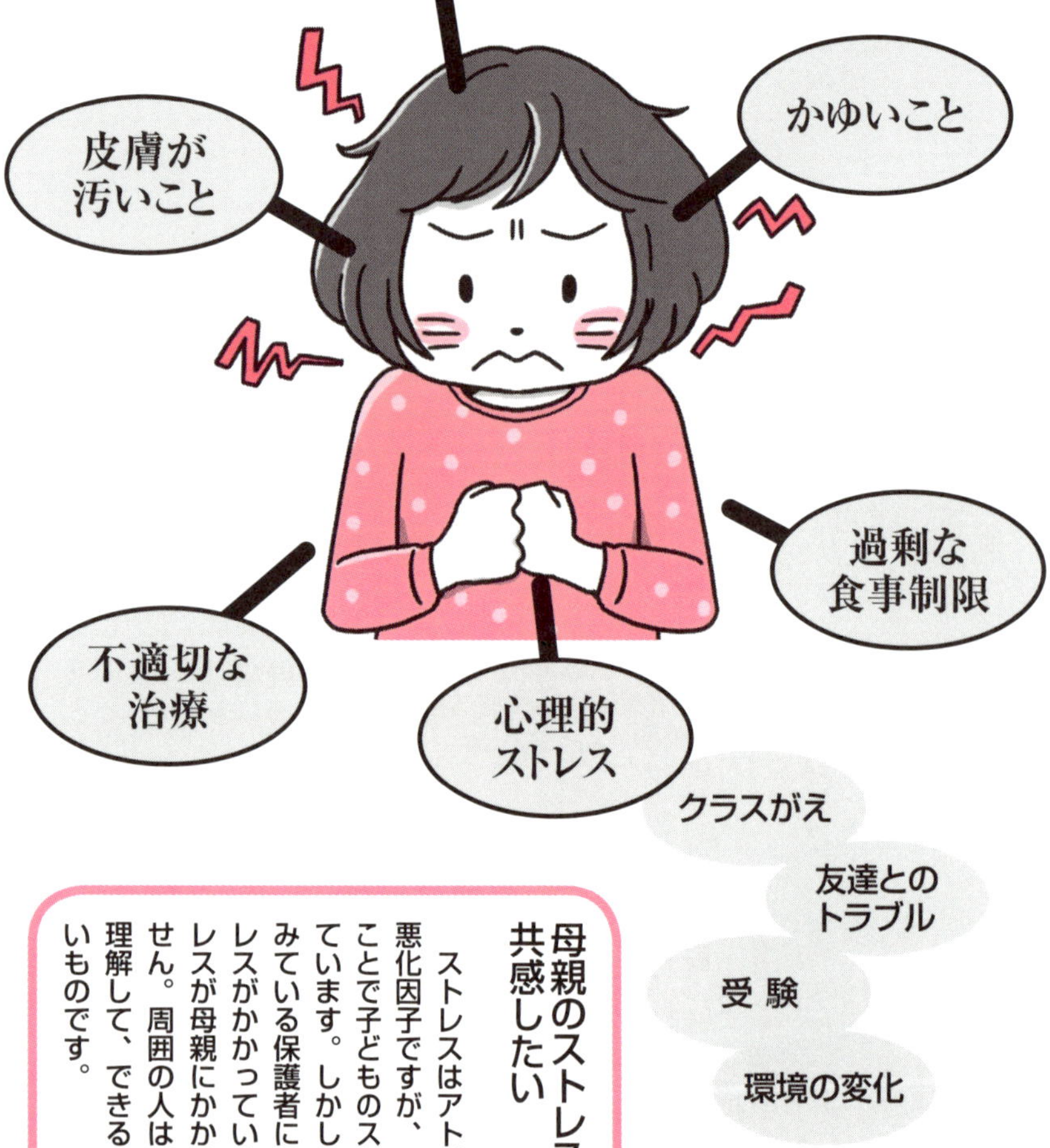
睡眠不足
かゆいこと
皮膚が汚いこと
過剰な食事制限
不適切な治療
心理的ストレス
クラスがえ
友達とのトラブル
受験
環境の変化

本人がつらいとか困ったとか感じていないこともあるが、精神的な負担となっている

母親のストレスにも共感したい

ストレスはアトピー性皮膚炎の悪化因子ですが、アトピーがあることで子どものストレスにもなっています。しかし、その子どもをみている保護者にも、心身のストレスがかかっています。特にストレスが母親にかかることは否めません。周囲の人は母親のつらさを理解して、できることは協力したいものです。

ストレスを軽減する

生きていくうえでストレスはつきもの。しかし、それが皮膚炎の症状を悪化させているのなら、軽くしてあげたいものです。できることはなんでしょうか。

正しい治療

＋

生活リズムを整える

睡眠と食事を規則正しくとることが基本です。疲れたら休ませ、十分な睡眠時間をとらせましょう。

＋

気持ちを受け止める

「困ったことがある」などと話をしてきたら、よく聞き、困っている気持ちを受け止めましょう。

ストレスの影響は小さくない

アトピー性皮膚炎のかゆみは強烈で、それじたいがストレスになります。かゆみによる睡眠不足も大きな負担となります。体のストレスは心にも影響します。また、友達とのトラブルや受験といったことは、本人も意識しないまま、心のストレスになっています。

治療を進めてもなかなかよくならなかったり、再発をくり返すようなら、周囲の大人が子どもの生活を見直す必要があるでしょう。

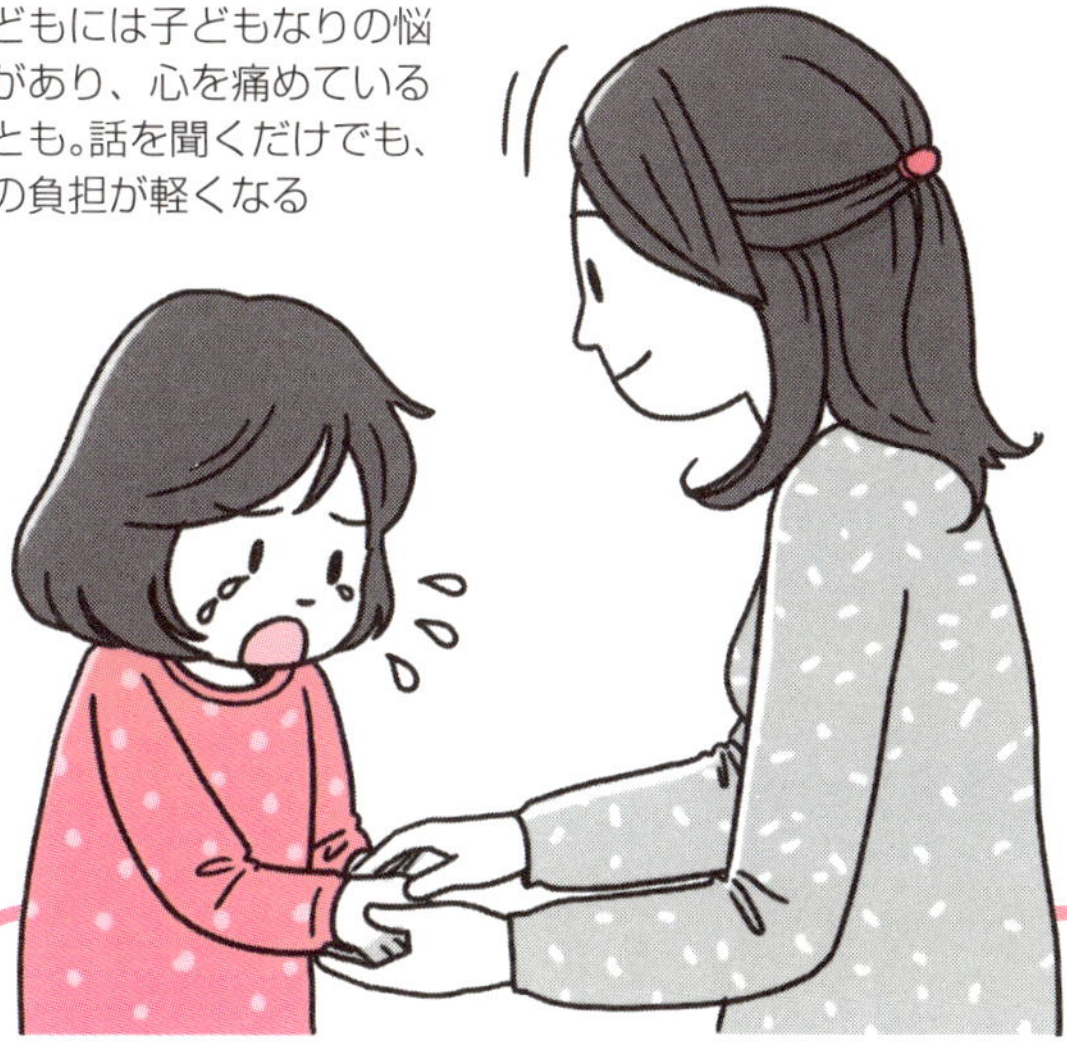

子どもには子どもなりの悩みがあり、心を痛めていることも。話を聞くだけでも、心の負担が軽くなる

おさまっていたアトピーが再発したのは

幼少期から治療を続け、小学校にあがるころはほとんどよくなっていたBちゃん。スキンケアでコントロールできていました。

ところが三年生になってから、いきなり顔、首、手から上半身全体に湿疹が。アトピーがひどくなったと思い、またステロイドの塗り薬の治療を再スタートさせました。でも一週間たってもよくなりません。母親はアトピーではないのかもしれないと疑ったほどでした。

ある晩、子どもと雑談をしているなかで、友達とけんかをしたことがわかりました。長引いているようでした。母親は、Bちゃんのほうからあやまるようにアドバイスをして励ましたところ、ようやく仲直りできたそうです。

すると、湿疹がよくなっていったのです。母親は、「こんなに心の状態が影響するのですね、驚きました」といっていました。

集団生活

学校や保育園の先生と情報を共有する

家庭ではスキンケアや悪化因子を遠ざけることにつとめられても、集団生活では保護者が四六時中ついているわけにはいきません。何を注意してほしいか、先生方に具体的に伝えておきます。

コミュニケーションをとる

子どもへの注意点は医師の診断をもとにした正確な情報を。子どもの日頃の様子を保護者と担任とで伝えあいます。信頼に基づいた十分なコミュニケーションをとりましょう。

ガイドラインと指導表を活用

園や学校へは国からアレルギー対応のガイドラインと生活管理指導表が発行されている

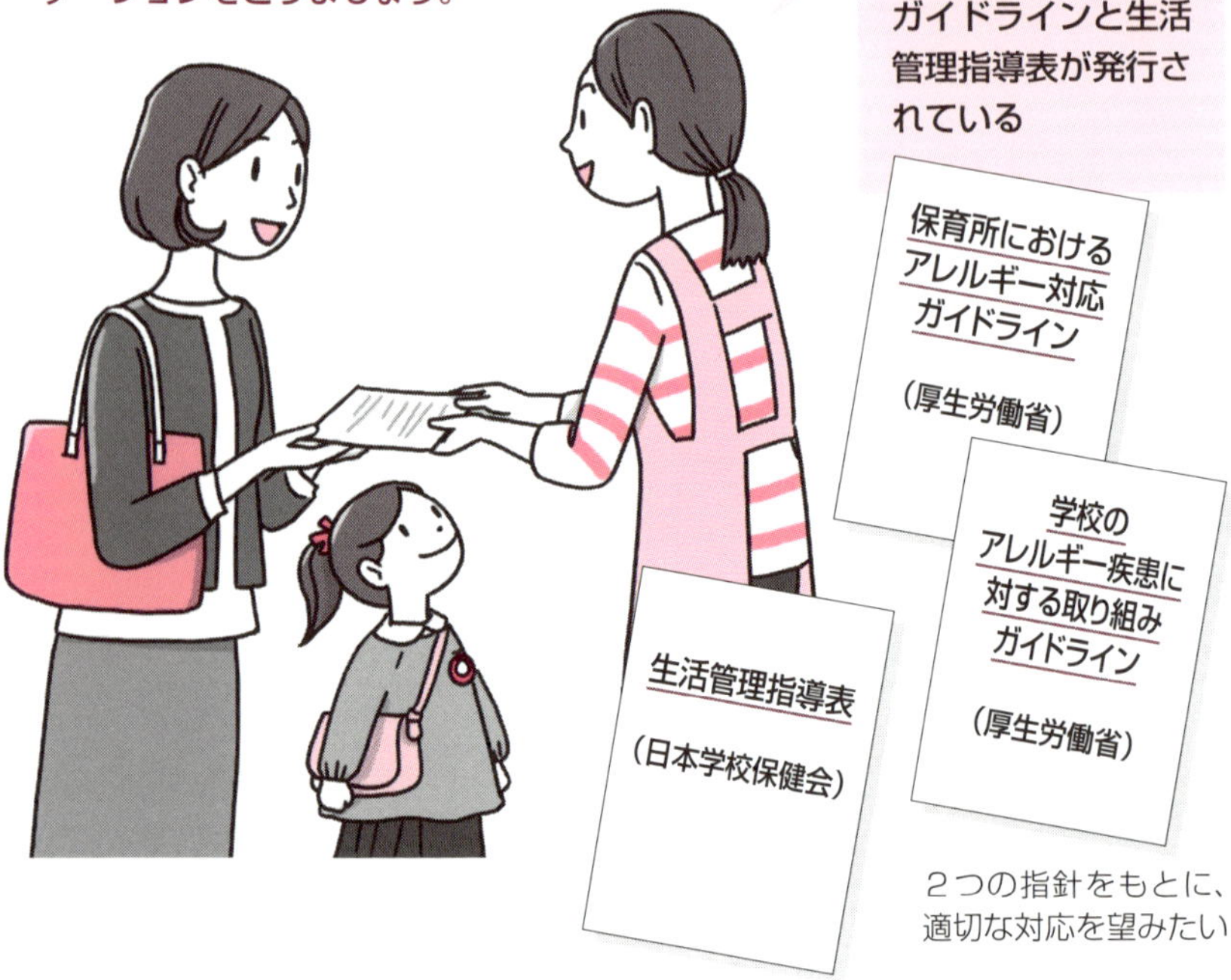

保育所における
アレルギー対応
ガイドライン
（厚生労働省）
学校の
アレルギー疾患に
対する取り組み
ガイドライン
（厚生労働省）
生活管理指導表
（日本学校保健会）

2つの指針をもとに、適切な対応を望みたい

注意してほしいことを文書で伝える

保育園や幼稚園、学校などでは何に注意するか、まず本人によく言い聞かせておきます。幼いころはともかく、小・中学生ともなれば、自己管理ができるからです。

一方、集団生活を送る際には先生にも情報を伝えておきます。ただし、保護者の思いこみや憶測ではなく、医師の診断をもとにした正確な情報を伝えましょう。できれば口頭ではなく文書で伝えると間違いも減るはずです。

特に食物アレルギーと合併している場合は、給食に十分な注意が必要です。担任だけでなく、調理をする人や養護教諭、園長、校長にも伝わるようにします。

シーンごとの注意ポイント

集団生活ではふだんと違う活動をすることもあるので、注意が必要です。園や学校での活動を楽しむこと、また、子どもの自主性を損なわないことも、成長には欠かせません。

運動

健やかな成長のためにも、ストレス発散のためにも、運動は必要です。注意したいのは汗。汗をかくのは悪いことではありませんが、汗をかいてそのままにしないことが基本です。できればシャワーを浴びて洗い流します。

POINT 汗

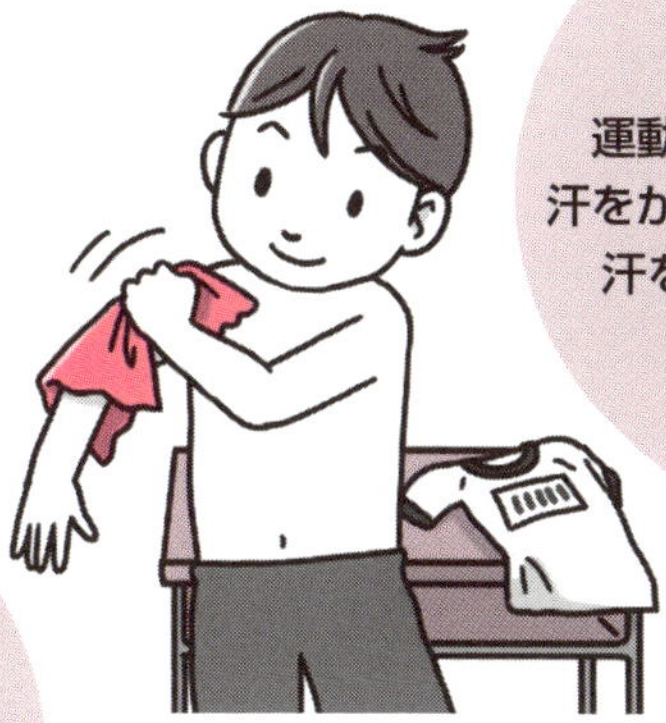

シャワーが無理なら、濡らしたタオルで汗をふきとっておく

プール

消毒の塩素が気になりますが、しっかり治療できていれば問題はありません。海水浴も同様です。泳いだあとは、十分にシャワーを浴びましょう。悪化するときは、治療が不十分だということです。

POINT 消毒薬

部活（運動部）

やはり汗がポイントです。部活は絶対に必要というわけではないと、やめさせたくなる保護者もいるのですが、部活で得られるものも多くあります。本人がやりたいというなら、その気持ちを尊重し、汗をふくなどのケアをしっかり指導しましょう。

POINT 汗

給食

食物アレルギーがある場合、医師の診断をもとに、除去が必要な食物を園や学校に正確に伝え、万一に備えて薬を預けておきます。本人にも食べてはいけないものを認識させておきます。とくにおかわりでの事故が多いので要注意です。

POINT 除去食

林間学校

環境が変わると症状が悪化することもあるので、林間学校には薬を持たせ、そのことを学校にも伝えておきます。保湿剤も持参させましょう。また、行き先によっては、虫さされや汗にも注意が必要なこともあります。

POINT 薬

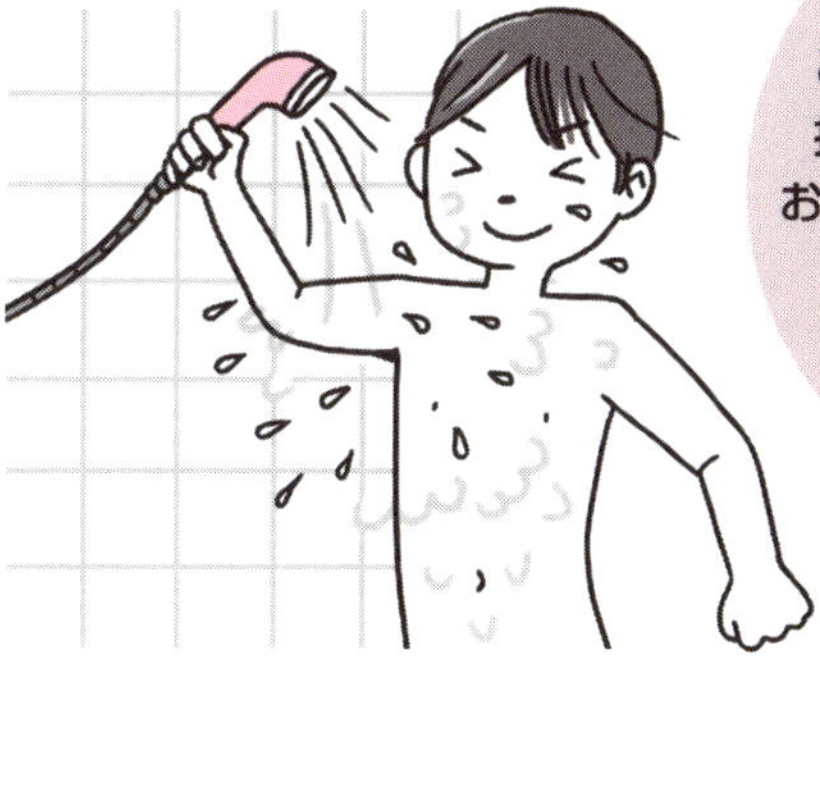

夏で症状が悪化しているときには、シャワーを浴びさせたい。保健室にシャワーを備えている学校もあるので、相談を

よかれと思ってやる親の行動が逆効果になりかねない!?

かゆくて苦しそうなのを放ってはおけないが

かゆくて寝つけず、布団の中でかきむしっているのをみれば、つい代わりにかいてあげたくなるでしょう。かゆくて泣いていれば、とんでいって背中をさすってやったり。苦しむ子どもの姿をみるのは、つらいものです。

しかし、子ども本人が意識していなくても、親にかまってほしいからかくということもあるのです。かゆみを訴えると優しく相手をしてもらえるのですから。例えば、両親とも働いていて夜だけが甘えられる時間だとしたら、その時間にはなんとなくかゆくなって、かいてしまいます。これでは、正しい治療をして皮膚がきれいになり、かゆみがなくなっても、かくことをやめられません。

子どもにかくことをやめさせるには、かいているときに相手をしないことです。かいている姿を目の端にとどめるだけにします。その代わり、かゆくないときにこそ相手をして、いっしょに遊びましょう。これがアトピー性皮膚炎の行動療法です。

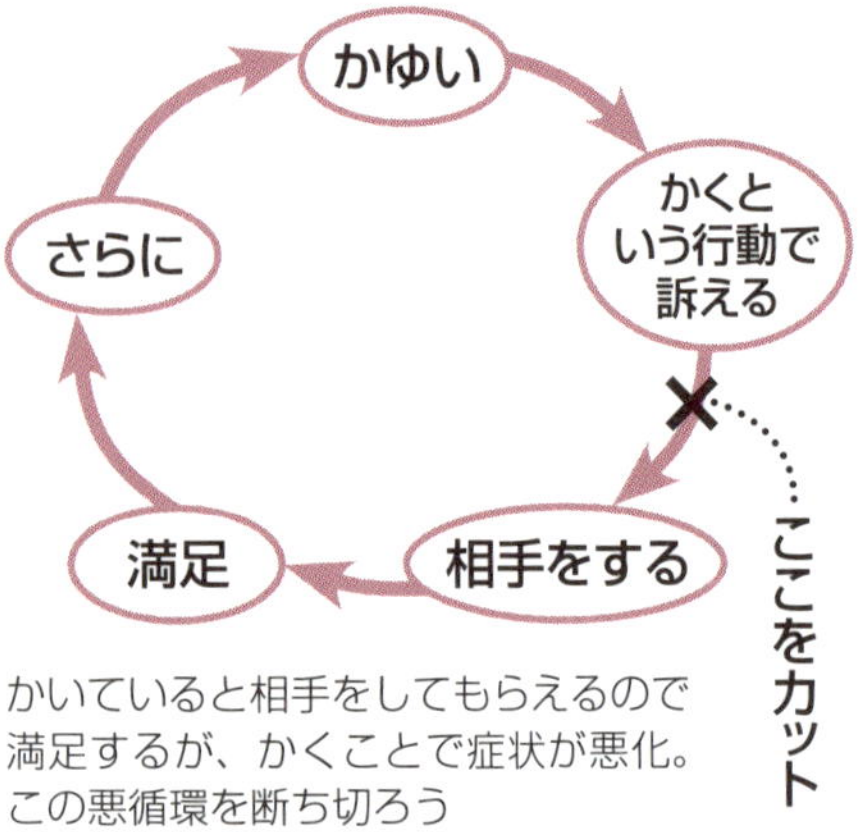

かいていると相手をしてもらえるので満足するが、かくことで症状が悪化。この悪循環を断ち切ろう

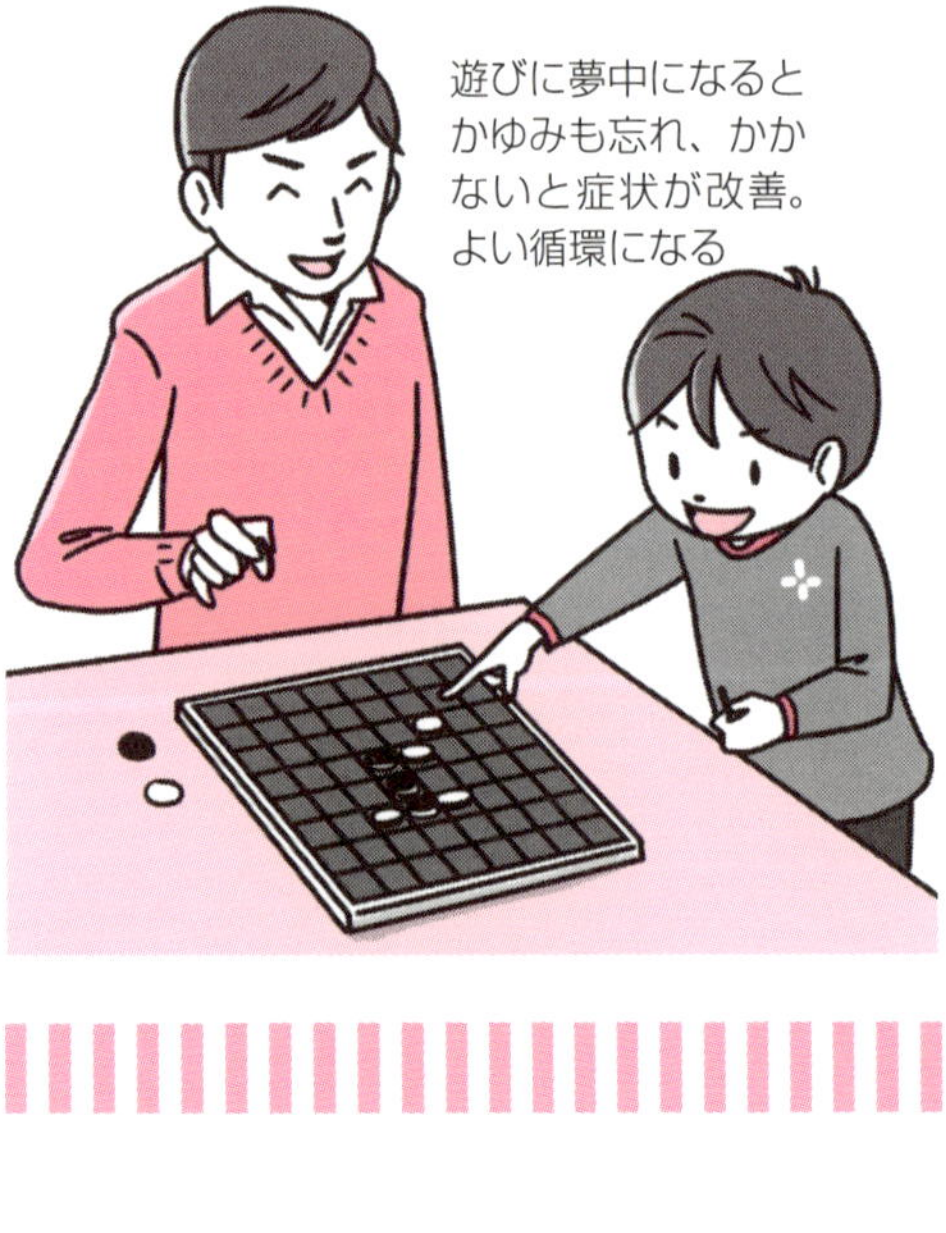

遊びに夢中になるとかゆみも忘れ、かかないと症状が改善。よい循環になる

4

スキンケアは大事な治療法のひとつ

スキンケアは、治療の「おまけ」ではありません。
絶対に欠かすことのできない重要な治療法のひとつです。
体の洗い方ひとつとっても、健康な肌と同じ方法ではありません。
デリケートな皮膚を傷つけないように洗い、
保湿剤を使いこなして、いつもしっとりさせておきましょう。

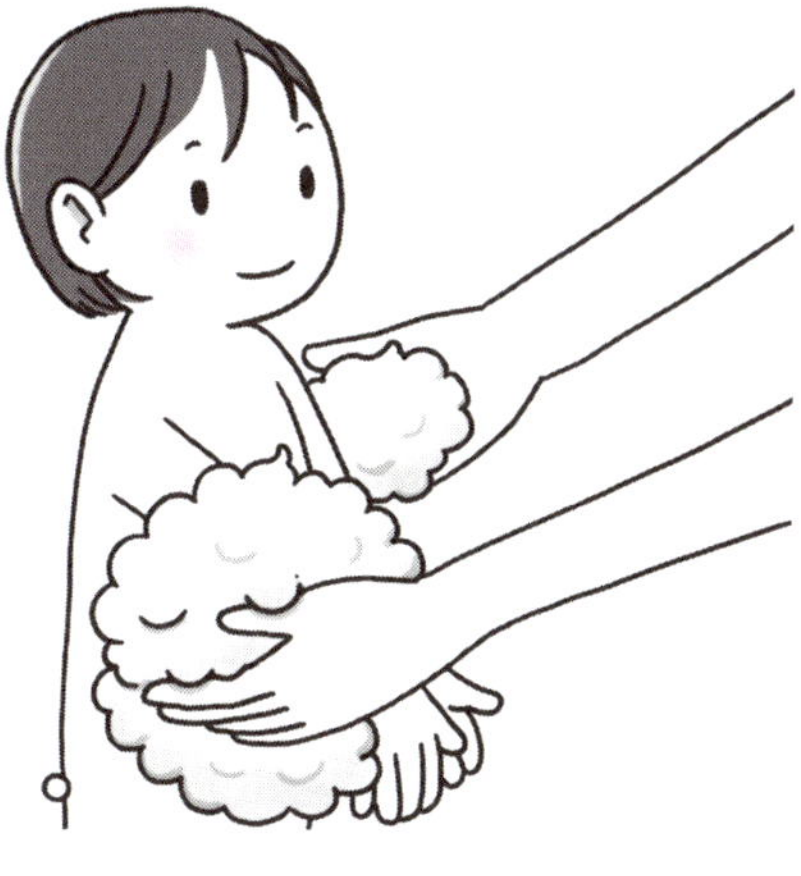

目的

清潔と保湿、皮膚の保護のために

皮膚が乾燥しやすいアトピー性皮膚炎。だからスキンケアが重要なのです。皮膚を清潔にしたうえで保湿します。その状態を保っていけば、薬物療法なしでもコントロールできます。

スキンケアの目的

スキンケアとは、皮膚を健やかに保つためのケアです。スキンケアを適切におこなえば、アトピー性皮膚炎をコントロールすることができます。ステロイド外用薬などの薬物療法を早くやめることにもつながります。

清潔

皮膚には汗、汚れ、黄色ブドウ球菌などの雑菌がついています。これらを入浴やシャワーで洗い流します。汗をかいたあとはそのつど、暑い時期や症状が悪化しているときは1日に2～3回体を洗います。

皮膚のバリア機能を回復させ、改善させる

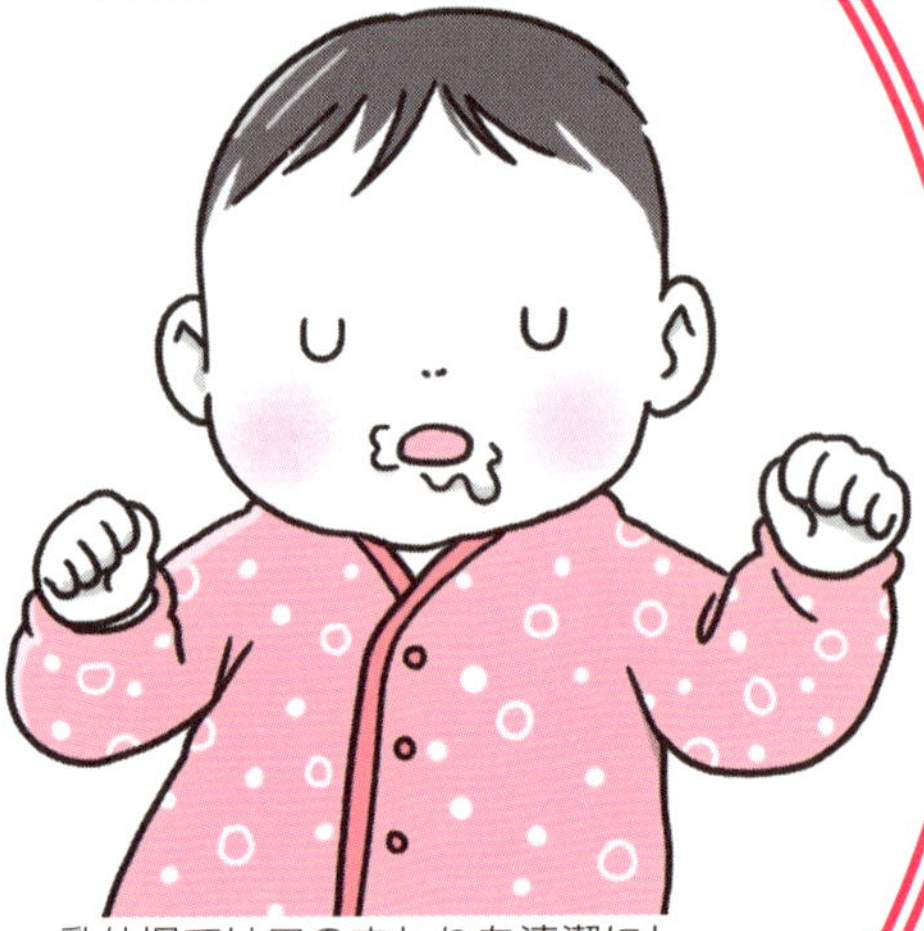

乳幼児では口のまわりを清潔にし、保湿剤を使って、アトピー性皮膚炎にならないように予防しよう

保湿

アトピー性皮膚炎のスキンケアでは保湿が重要です。皮膚のバリア機能は乾燥によって壊れてしまうからです。体を洗い流して清潔にしたら、すぐに保湿剤をたっぷり塗りましょう。保湿剤でふたをして、皮膚がもっている水分を逃がさないようにします。

皮膚の保護

スキンケアの目的は皮膚のバリア機能を回復させ、守ることです。皮膚を清潔にしたうえで保湿し、アレルゲンや外敵から守ります。紫外線から保護するためにサンスクリーンを塗ることも、スキンケアに含みます。

自分たちでできる重要な治療・予防法

薬物療法で炎症を抑えながら、乾燥肌への対処が必要です。それがスキンケア。軽症ならスキンケアだけで、皮膚をよい状態に保てます。悪化の予防もできます。

アトピー性皮膚炎の治療というと薬物療法を考えがちですが、スキンケアの重要性をもっと認識したいものです。自分でできる治療法で副作用もありません。

基本の順番

保湿剤は、皮膚を清潔にしたあとで使います。

入浴やシャワー
きれいに洗い流す。柔らかいタオルで押さえるようにふく

↓

保湿剤を塗る
15分以内に塗る。塗る人も指先を清潔にしておく

＋

プラスアルファのケア
石けん、シャンプーのほか、肌に直接ふれるタオルや衣類の選び方にも要注意

保湿剤の使用状況（%）

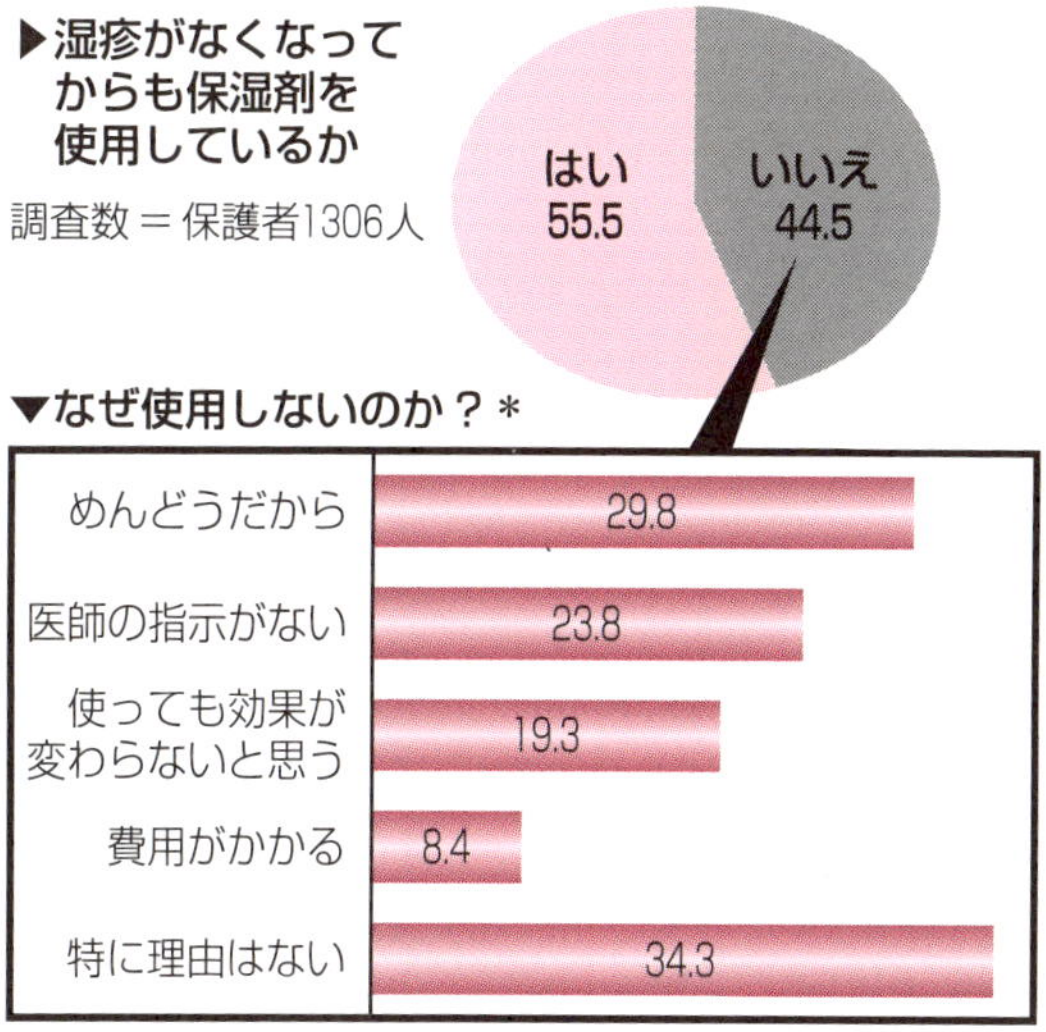

▶湿疹がなくなってからも保湿剤を使用しているか
調査数＝保護者1306人
はい 55.5
いいえ 44.5
▼なぜ使用しないのか？＊
めんどうだから 29.8
医師の指示がない 23.8
使っても効果が変わらないと思う 19.3
費用がかかる 8.4
特に理由はない 34.3

保湿剤によるスキンケアの大切さをもっと理解しよう

夏は汗に注意

季節による注意ポイントです。夏は汗。外出後や汗をかいたら入浴やシャワーで洗い流し、保湿剤を塗ります。汗を吸収しやすい衣類を選びましょう。

冬は乾燥に注意

冬のスキンケアは乾燥対策。乾いてカサカサし、かくと白い粉が落ちたりします。保湿剤をしっかり塗ります。軟膏は寒さで固まってしまうので、温めて柔らかくすると塗りやすくなります。

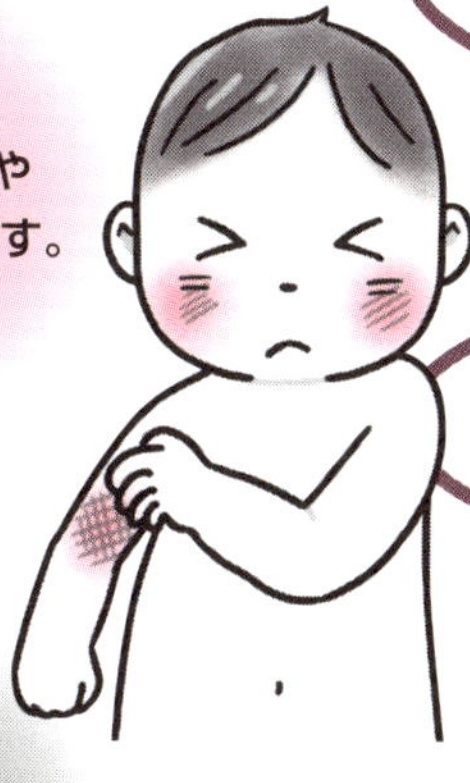

汗をかいたら放置しない

＊東京女子医科大学川島眞医師監修、マルホ株式会社調査
「アトピー性皮膚炎患児調査レポート summary」より

こまめにシャワー、皮膚の表面をきれいにする

皮膚が乾燥すると角質層にすきまができます。そのすきまから皮膚の奥へ刺激物が入りこまないように洗い流しましょう。スキンケアで清潔にすることは、みた目のことだけではないのです。

1日2回以上

皮膚を清潔にするには、入浴やシャワーで洗い流すことがいちばんです。汗をかいたら必ず流しておきます。最低でも1日2回は洗い流しましょう。

汗をかいたとき

夏の暑いときや運動のあとには、
できるだけ早く汗を流しましょう。
乳幼児はひじの内側にも
汗がたまりやすいので、
注意します。

外遊びしたとき

砂場やどろんこ遊びは、症状が出ている
ときには避けたほうが無難です。症状が
落ち着いているときでも、外遊びをしたら
手を洗います。汗をかいたら
シャワーを浴びます。

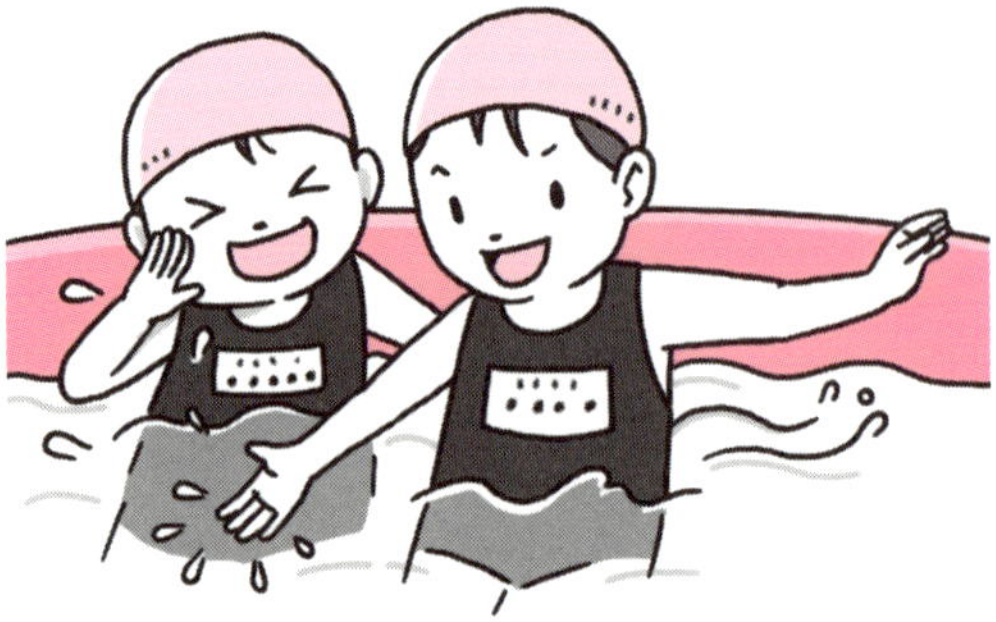

プール遊びをしたら、消毒薬が残らないように、しっかりシャワーで洗い流す

寝る前

石けんやシャンプーを使って
1日の汚れを洗い流しましょう。
寝ている間にも汗をかくので、
起床後にもシャワーを浴びると
いいでしょう。

炎症があると皮膚の殺菌力が落ちる

皮膚につく汚れのうち、黄色ブドウ球菌は、アトピー性皮膚炎を悪化させることがわかっています。これは珍しい細菌ではありません。健康な皮膚では殺菌されるのですが、乾燥や炎症があると殺菌できず、表面で増えてしまうのです。

細菌は時間とともに増える性質があるので、こまめに洗い流すことが重要です。

保湿剤を塗る前に汚れを洗い流す

皮膚の表面には汗や汚れがついています。汚れにはダニやカビ、雑菌など目にみえないものもあります。乳幼児ならよだれや食物などもついています。これらは刺激となってアトピー性皮膚炎を発症させたり、悪化させたりします。

スキンケアでは保湿が重要ですが、保湿剤を塗る前に汗や汚れを洗い流しておきます。ただし、ゴシゴシ洗ってはいけません。

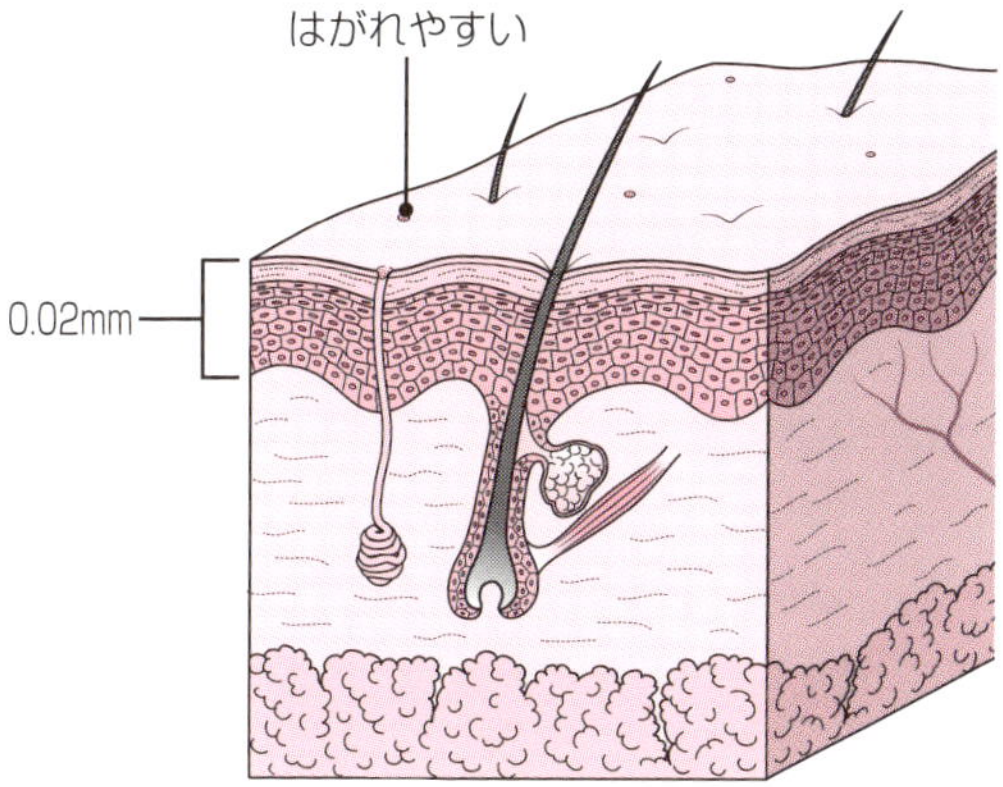
はがれやすい
0.02mm

洗い流すのは、皮膚表面の汗や、細菌などの汚れだけ。表皮はごく薄いので、皮脂膜を取りすぎると、角質層まで傷めてしまう

やってはいけないこと

入浴や体を洗うときには、皮膚を刺激したり、角質層を傷めたりしないように注意します。下記のようなことはしないでください。

- × ゴシゴシこすり洗い
- × しっかり風呂につかり温まる
- × ナイロンタオルやアカすりを使う
- × 石けんをつけず湯だけで洗う
- × 石けんを泡立てず、そのままつける
- × 入浴剤などを入れる

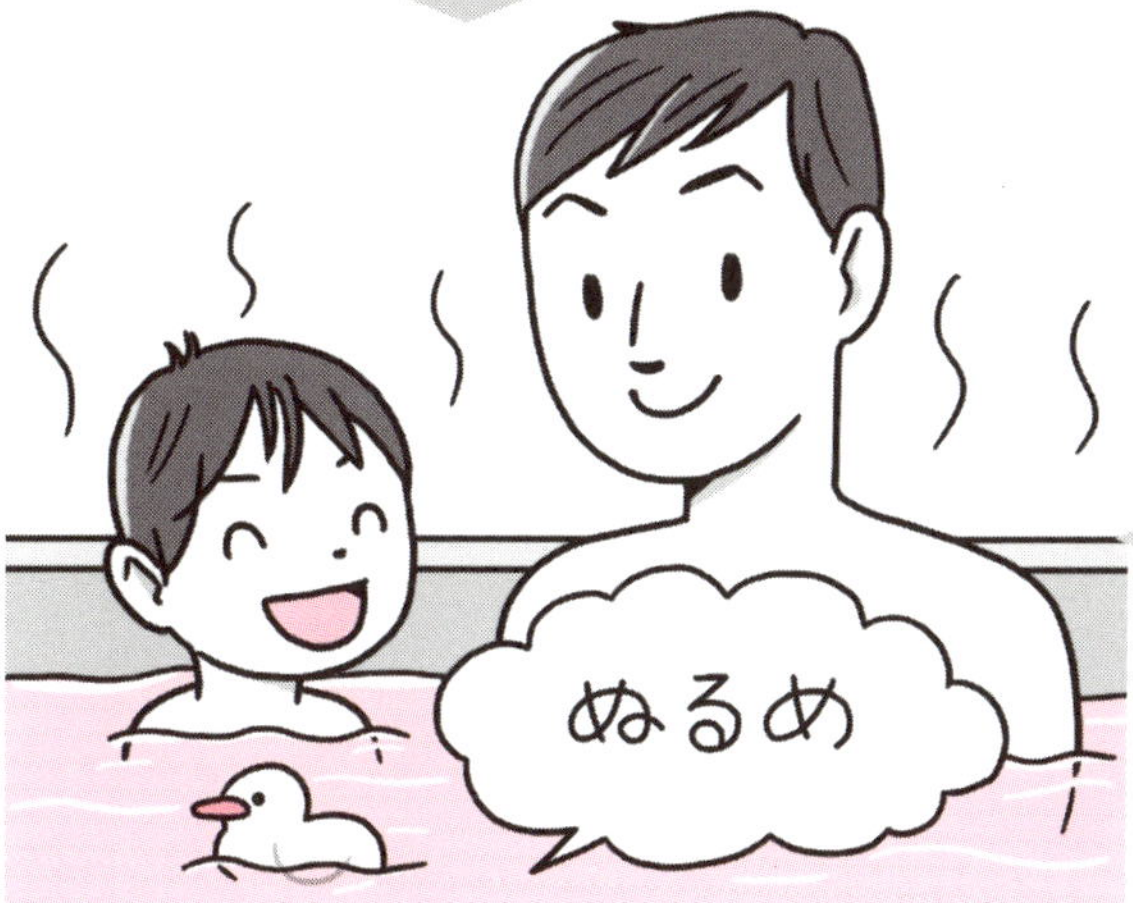
ぬるめ

温まりすぎるとかゆみが増す。ぬるめの風呂にサッと入るように

体の洗い方①

タオルやスポンジを使わず素手で洗う

アトピー性皮膚炎での体の洗い方を知っていますか。「柔らかいタオルで洗う」という人もいるようですが、それでは十分に泡立たず皮膚の刺激になります。泡立てた石けんを手にのせて素手で洗うのがベストです。

洗い方

顔を洗うときには素手で洗う人が多いでしょう。体も同様です。アトピー性皮膚炎のある子どもには、石けんの泡を体にのせて、大人の素手で洗います。

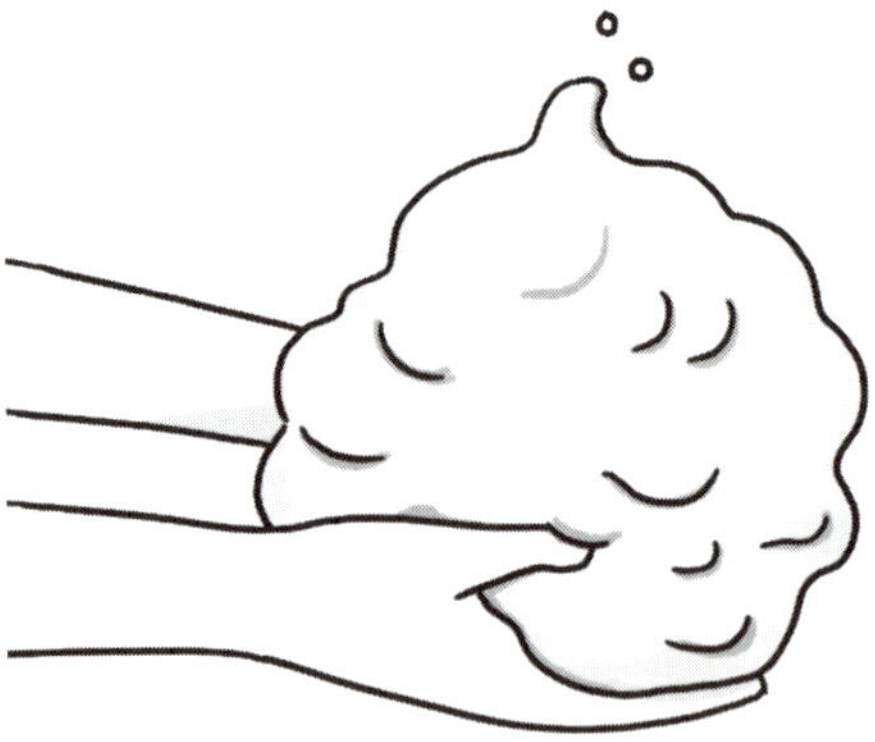

石けんを手に取り、十分に泡立てる（→ P70 参照）。市販の泡立てネットを使うと泡立てやすい

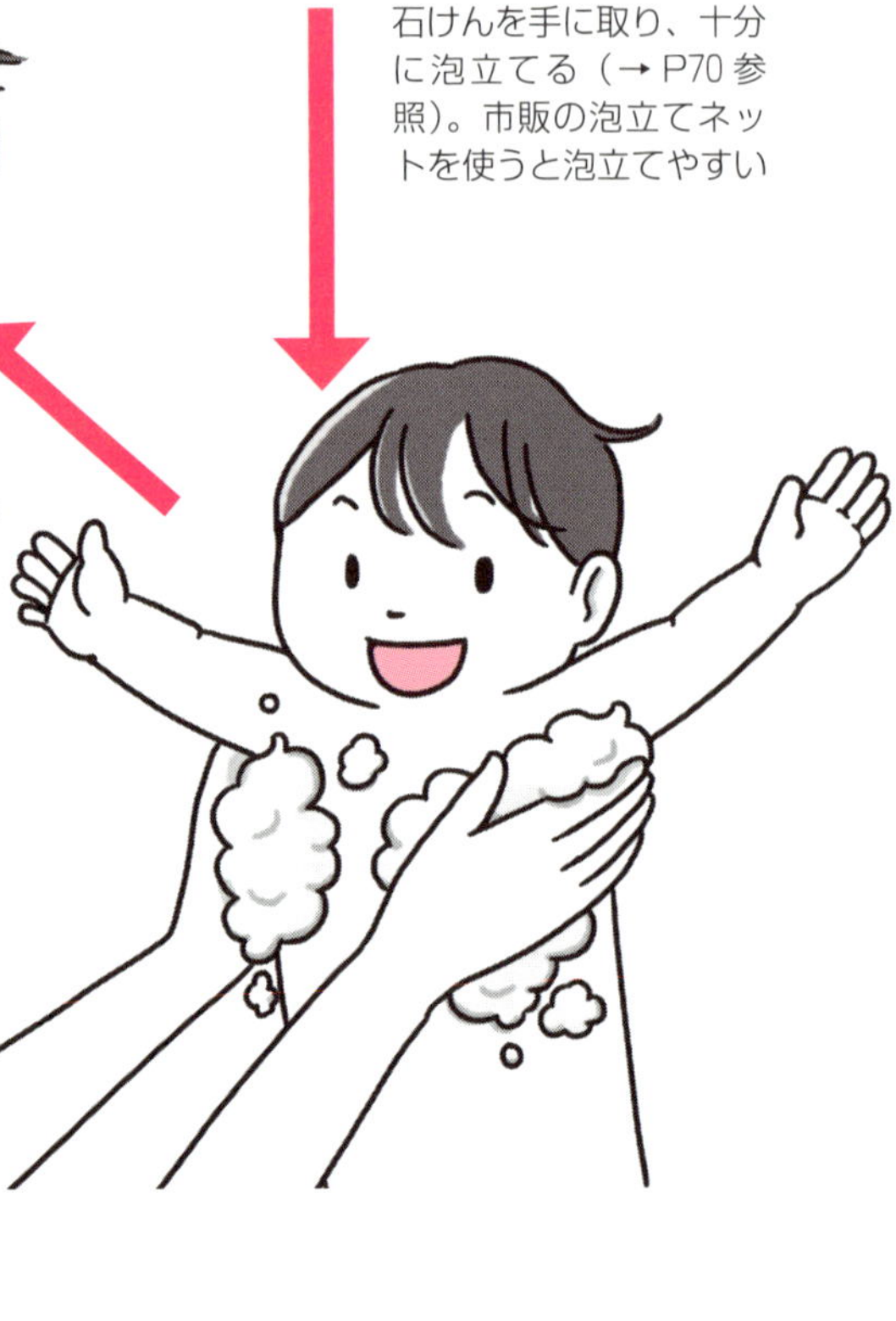

泡を手に取って、体にのせていく。泡に汚れを吸着させていくようなつもりで

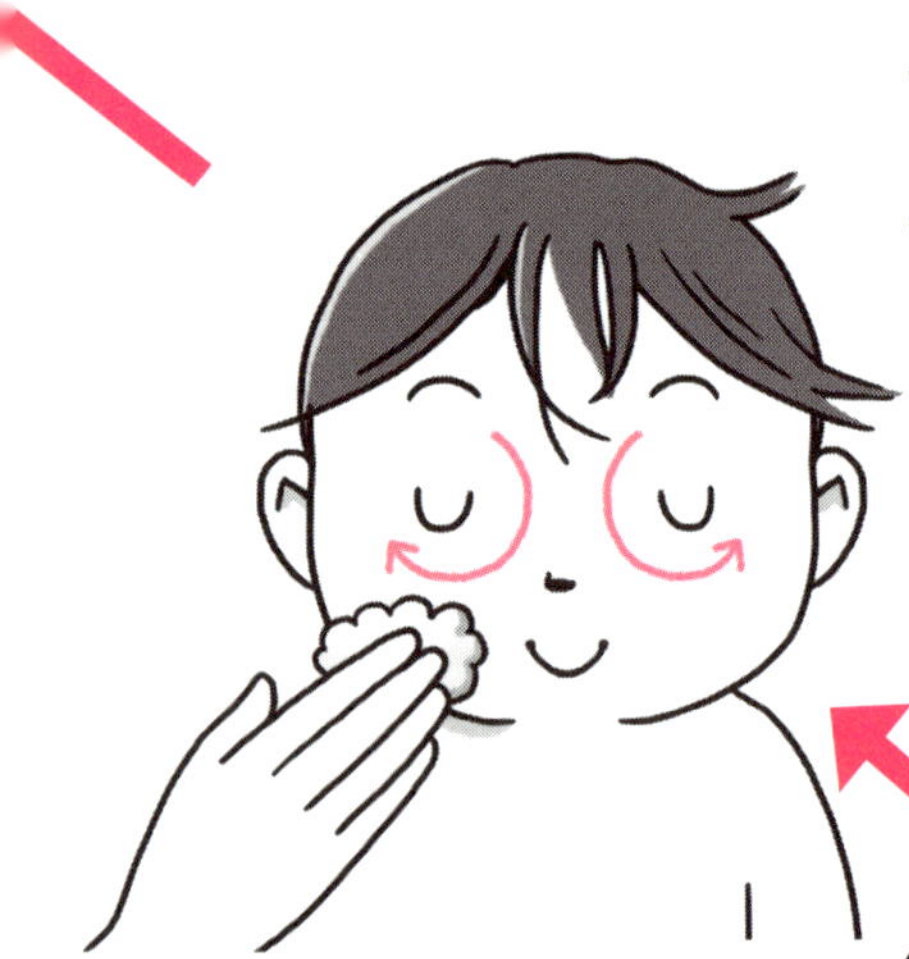

顔も石けんの泡で洗う。目をとじてもらい、目のまわりも洗い流す。耳の後ろも忘れないように

大人の素手で洗いしっかり流す

石けんを泡立てて素手で体を洗いましょう。ナイロンタオルやアカすりは厳禁。バリアとなっている角質が取れてしまうからです。

洗ったあとは石けんをしっかり流すことも大切です。頭から足へと上から洗って流せば、石けんや汚れが残りません。

わきの下は汗がたまりやすい部分。胸やおなかへと全身をこすらずに、手のひらを使って泡をのせていき洗う

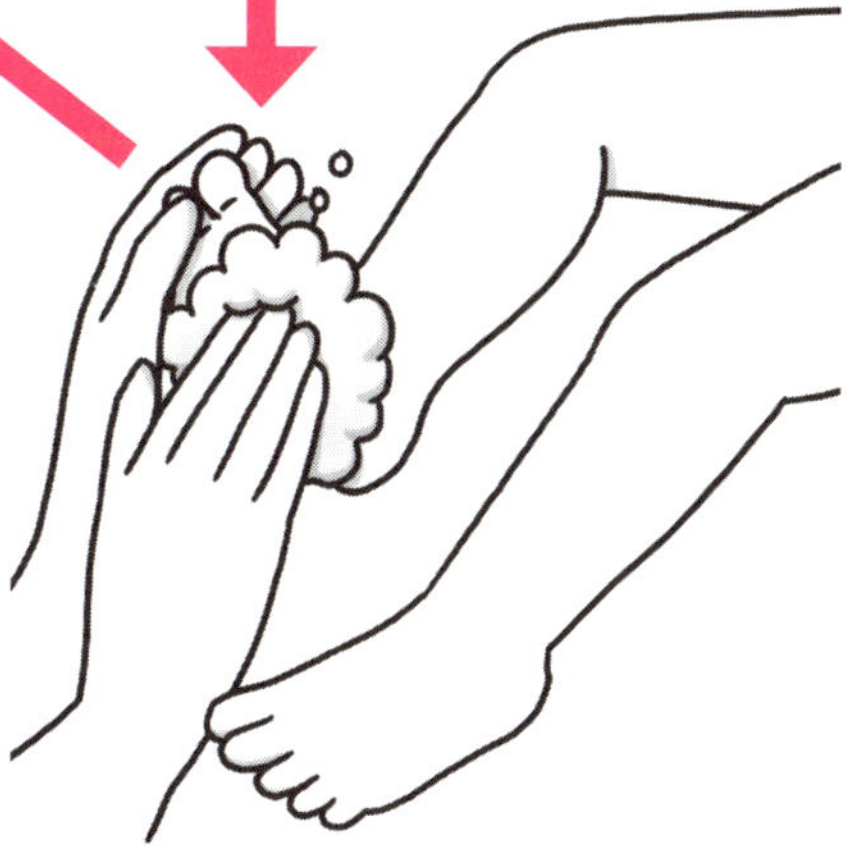

足の裏も泡で洗う

37～38℃くらいの、ぬるめの湯でしっかり泡を流す。石けんが残らないように

あごの下やわきの下などくぼみのあるところに石けんが残らないように

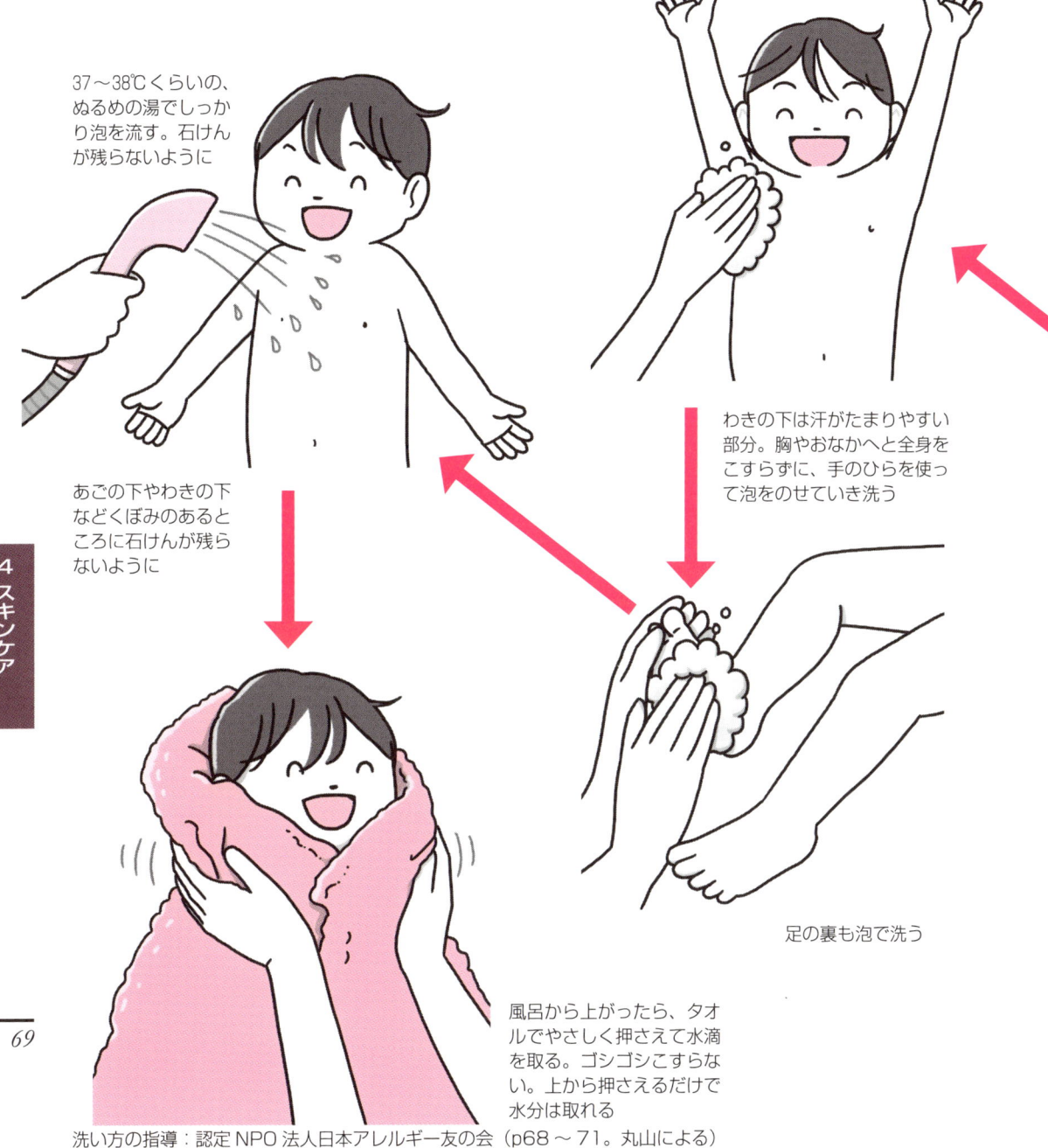

風呂から上がったら、タオルでやさしく押さえて水滴を取る。ゴシゴシこすらない。上から押さえるだけで水分は取れる

洗い方の指導：認定 NPO 法人日本アレルギー友の会（p68 ～ 71。丸山による）

体の洗い方②

泡を「のせる」だけで汚れは取れる

体を洗うのは、皮膚の表面についた汗や汚れを取るためです。石けんでゴシゴシやらないと取れないと思っている人もいますが、それでは逆効果。必要なバリア機能まで失ってしまいます。

泡で洗う

こする必要はありません。たくさんの泡をつくり、体のあちこちにのせます。汗や汚れがたまりやすいところは泡でなでるように洗いましょう。

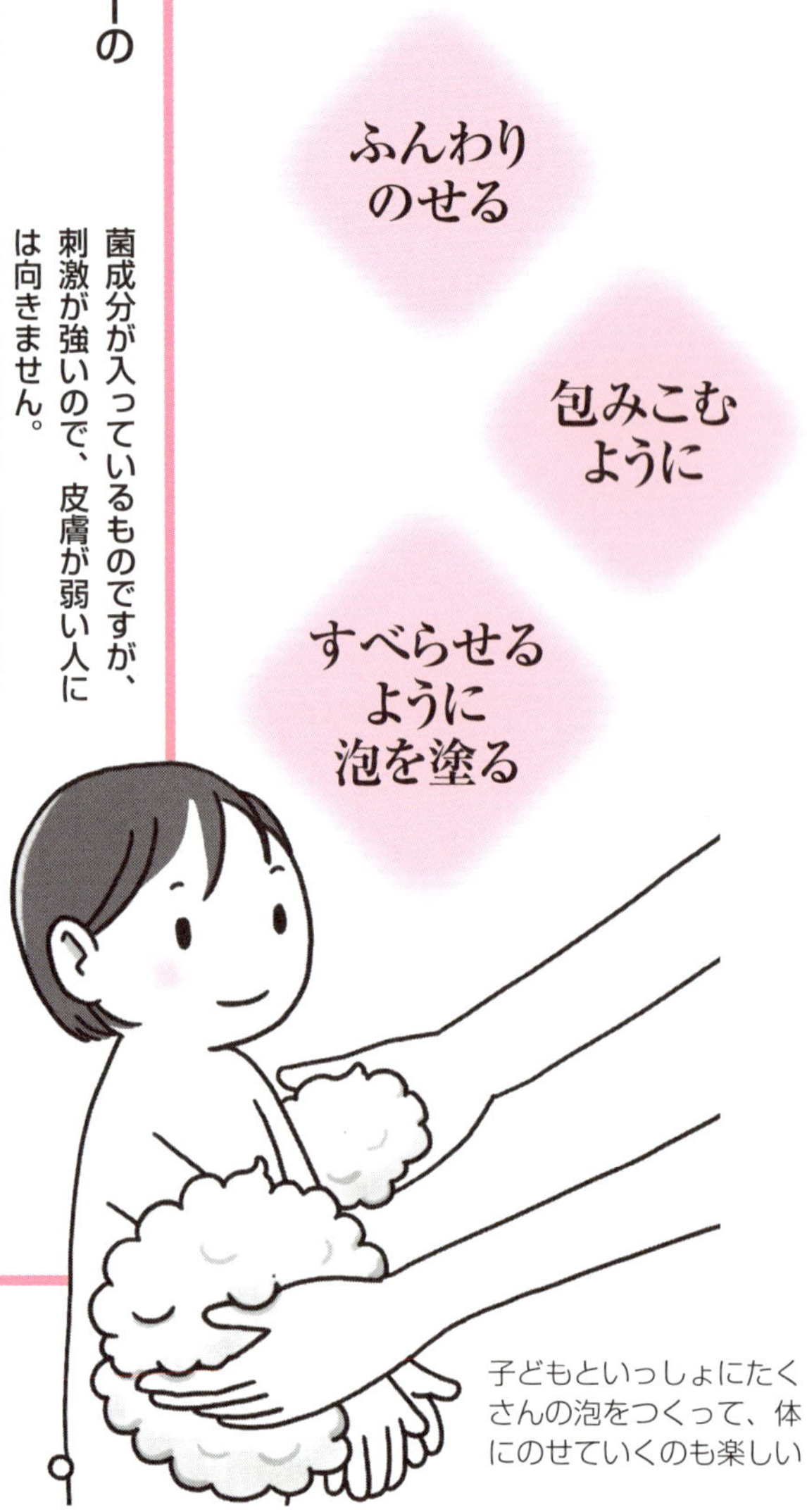
ふんわりのせる
包みこむように
すべらせるように泡を塗る

子どもといっしょにたくさんの泡をつくって、体にのせていくのも楽しい

石けん、シャンプーの選び方

石けん成分以外のものがあまり入っていないものがいいでしょう。香料は必要ないし、保湿成分が入っているものは、皮膚に残ると刺激になるので、避けたほうが無難です。「薬用石けん」とは殺菌成分が入っているものですが、刺激が強いので、皮膚が弱い人には向きません。

石けんは使わずに湯だけで流せばいいかというと、それでは取れません。汗や汚れは皮脂の中にもぐりこんでいます。普通の石けんで、皮脂ごと洗い流します。

炎症がひどいときには、「敏感肌用」や「低刺激石けん」を使ってもいいでしょう。

どんな石けんやシャンプーを選んでも、しっかり洗い流すことが重要です。

まず、なめらかな泡を大量につくる

体を洗うとき、液体石けんや固形石けんをそのまま体にすりつける人がいますが、それでは刺激が強すぎます。濃度が高すぎるのです。石けんに湯と空気をまぜてたっぷりの泡をつくり、体にのせて洗います。なめらかな泡を大量につくることがポイントです。

タオルやスポンジでは泡立てにくいのですが、市販の泡立てネットを使うと簡単に泡立ちます。液体石けんの場合、よく泡立てると、大人でも、およそツープッシュで全身が洗えます。プッシュ式の泡洗浄剤も市販されていますので、それでもいいでしょう。

泡の立て方

石けんに湯と空気をまぜて、ふんわりした泡にします。大量につくって効率よく洗いましょう。

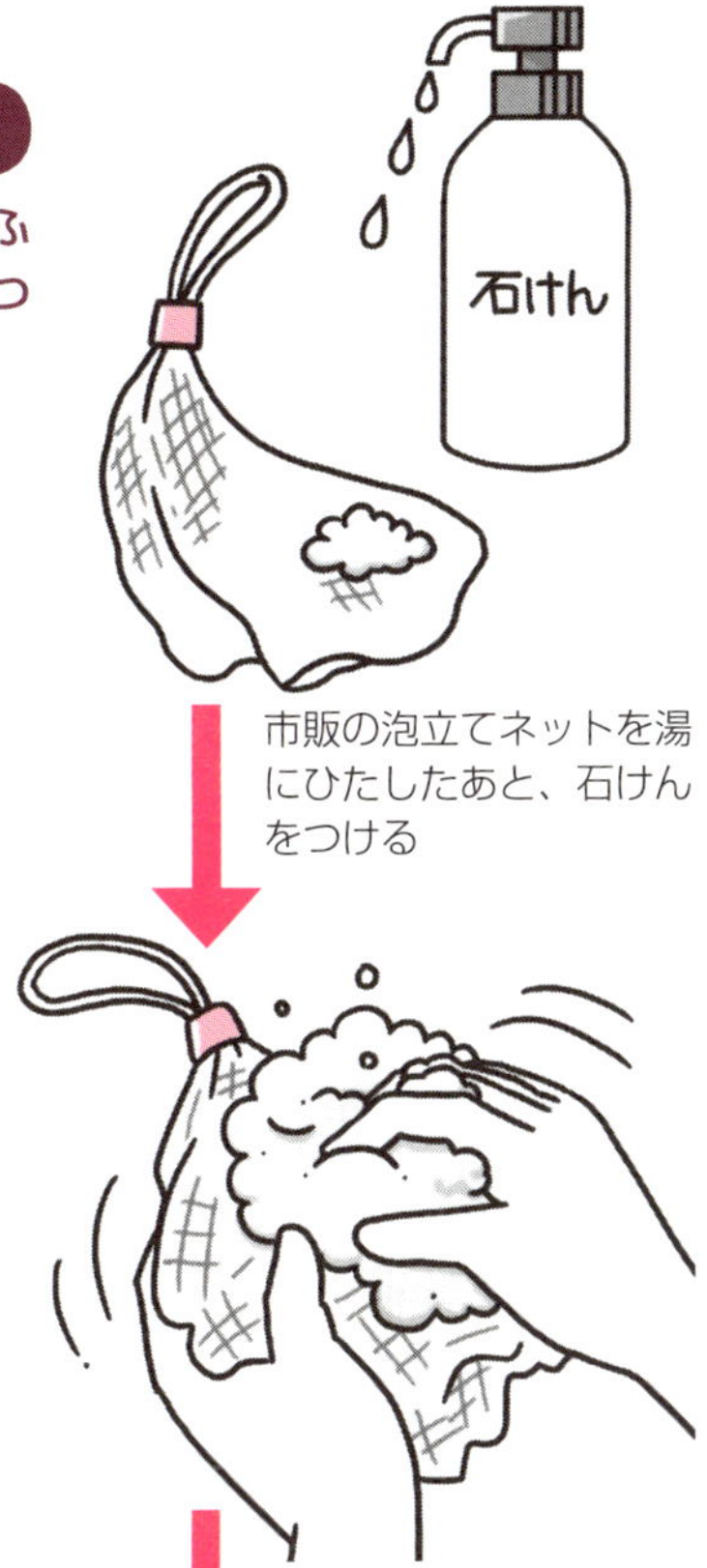
石けん
市販の泡立てネットを湯にひたしたあと、石けんをつける
湯をまぜながらネットをもんで泡をつくる。泡が少なくなったら、またネットをもんで泡をつくる

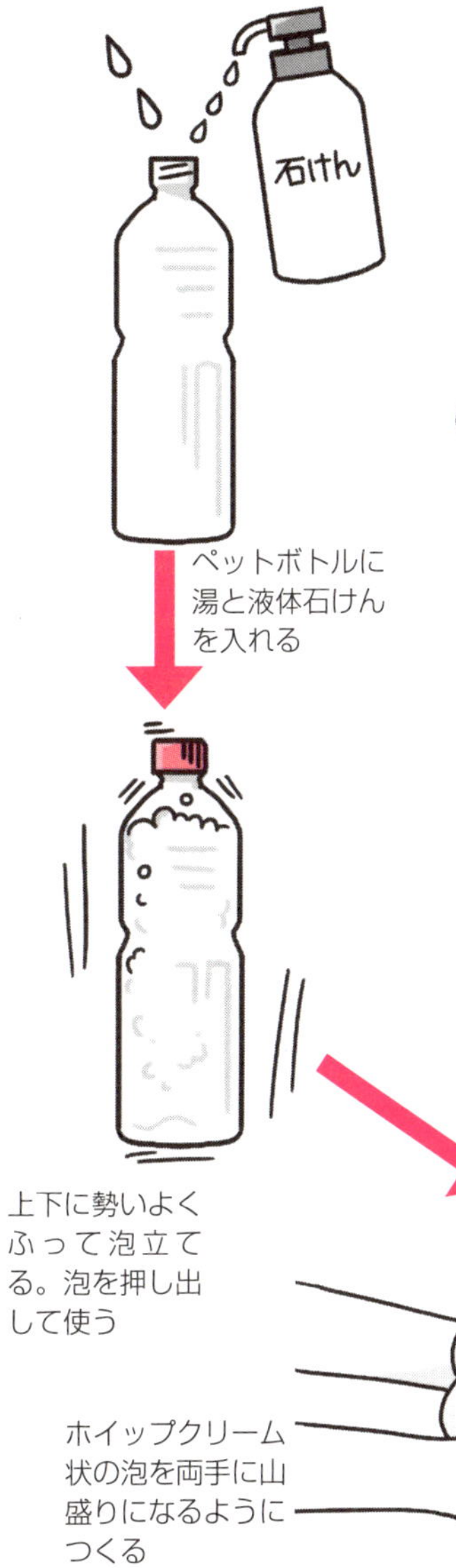
石けん
ペットボトルに湯と液体石けんを入れる
上下に勢いよくふって泡立てる。泡を押し出して使う

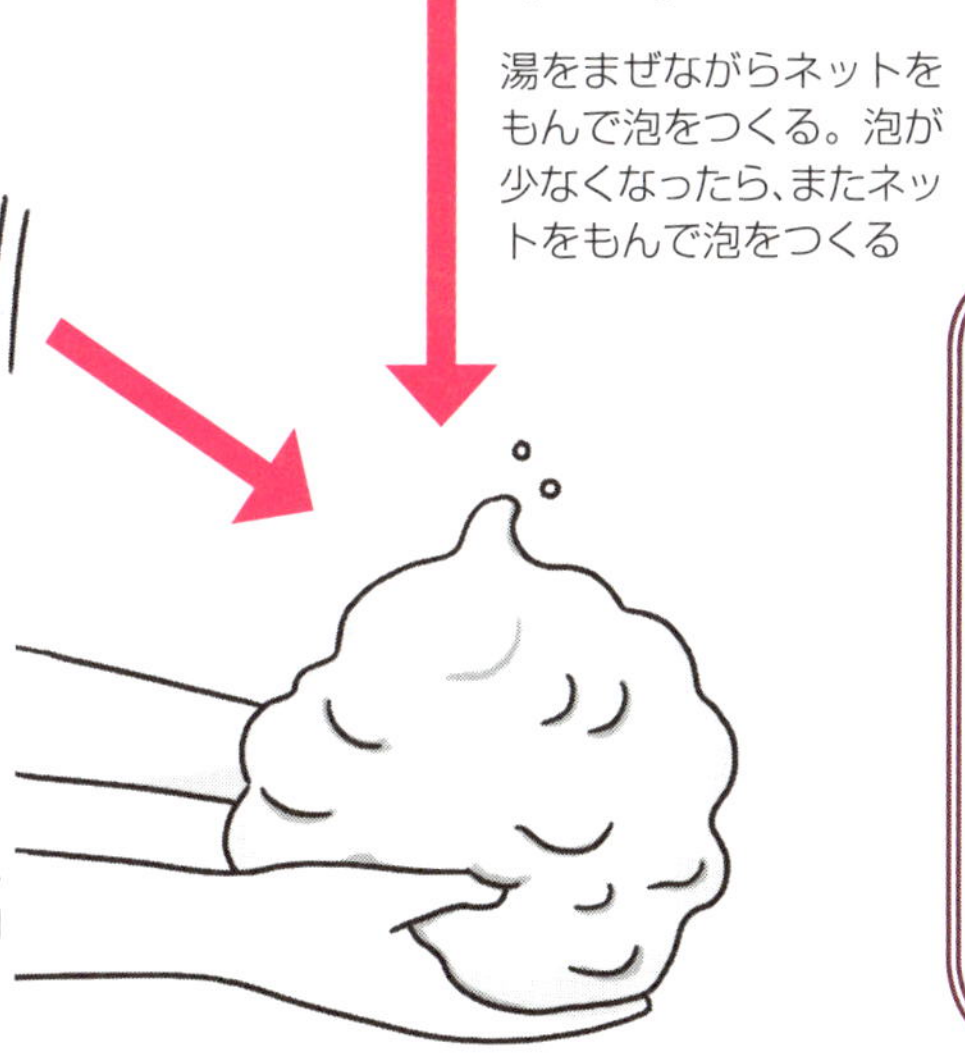
ホイップクリーム状の泡を両手に山盛りになるようにつくる

＊ペットボトルで泡立てる方法は、泡が冷たくなるので寒い時期には向きません。

Q ジクジクしたところも洗う？

血や汁が出ている場合でも、洗うことは必要です。治療の効果を上げるためと、感染を防ぐために、清潔は欠かせないのです。

洗うと痛いので、子どもはいやがるかもしれませんが、がまん、がまんと励ましながら、手早く洗ってあげましょう。

保湿剤①

入浴後一五分以内に保湿剤を塗る

皮膚の水分は角質層と顆粒層に含まれています。保湿剤は、皮膚の水分が逃げないようにするふたのようなもの。入浴をした直後の、まだ水分が十分に含まれている間に、ふたをしてしまいましょう。

「たっぷり」塗るより「しょっちゅう」塗る

保湿剤を塗ることはスキンケアの中心です。乾燥した皮膚に水分を与えたり、皮膚に含まれた水分が逃げないようにしたりする役割があります。保湿はスキンケアであり、治療でもあるのです。

保湿剤は年間を通して使います。入浴後だけでなく、一日に何度もこまめに塗りましょう。

先に保湿剤を塗り、その後ステロイド外用薬などを塗ります。薬は炎症のある部分だけに塗るのでむだに広げないですみます。

こまめに何度も

保湿剤は、一度にたくさん塗るより、1日に何回も塗るほうが効果的です。手や体を洗ったあとだけでなく、カサカサした感じのときにも塗ります。その場合は、水で少し皮膚を湿らせてから塗るとよいでしょう。

シャワーのあと

手を洗ったあと

顔を洗ったあと

カサカサしているとき

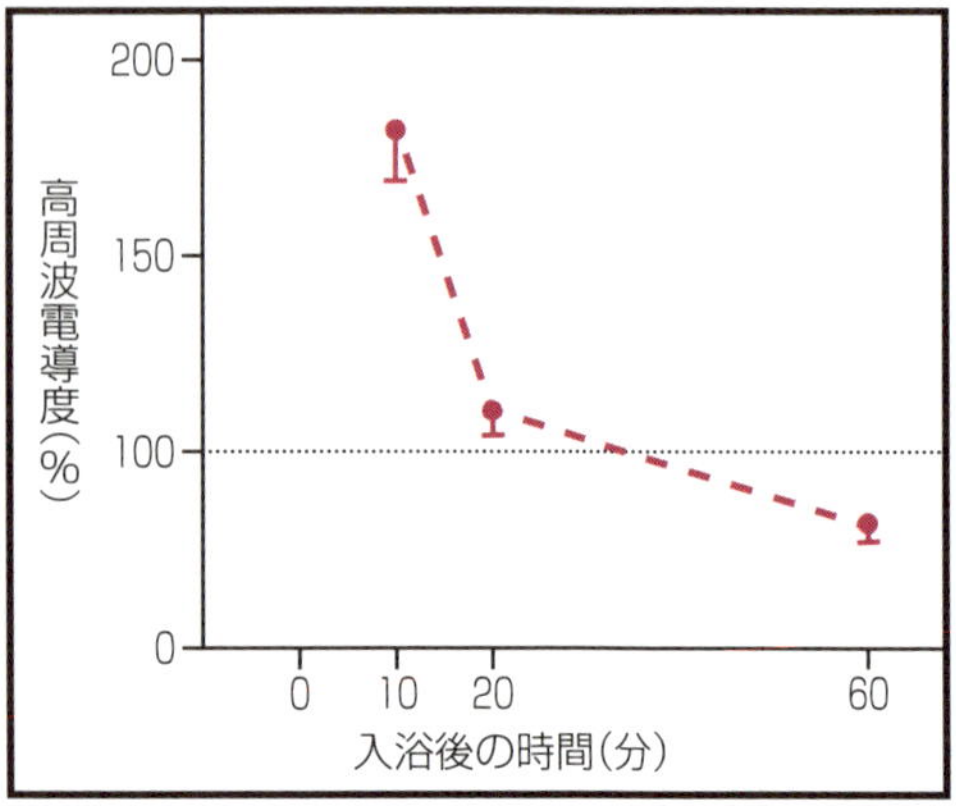

◀入浴後の変化

40℃の湯に10分つかって出たあとの角質に含まれる水分量の変化をみた。水分が含まれているほど高周波電導度が高くなる。10〜20分で水分量が大きく減ることがわかる。

戸田浄：Dig. Of. Derm.,13,7 (1994)

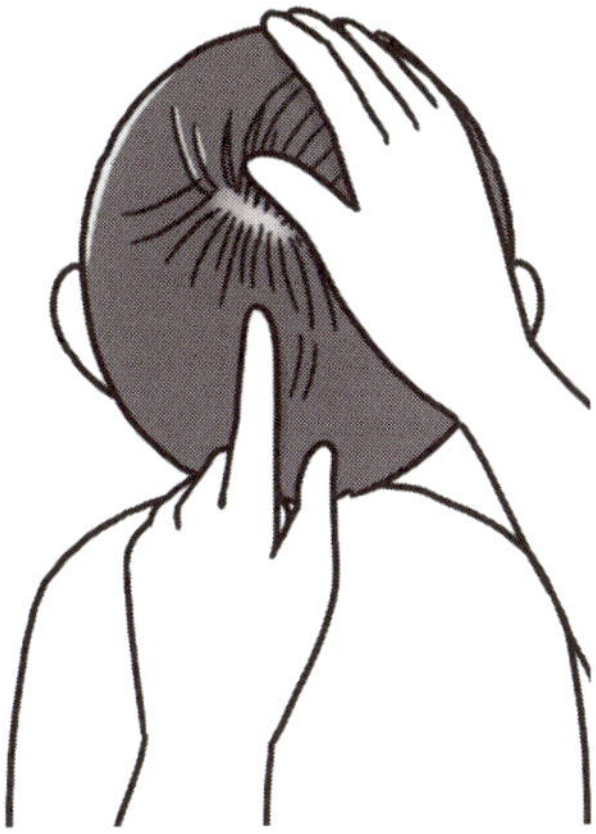

頭部は髪の毛をかきわけてローションを塗る

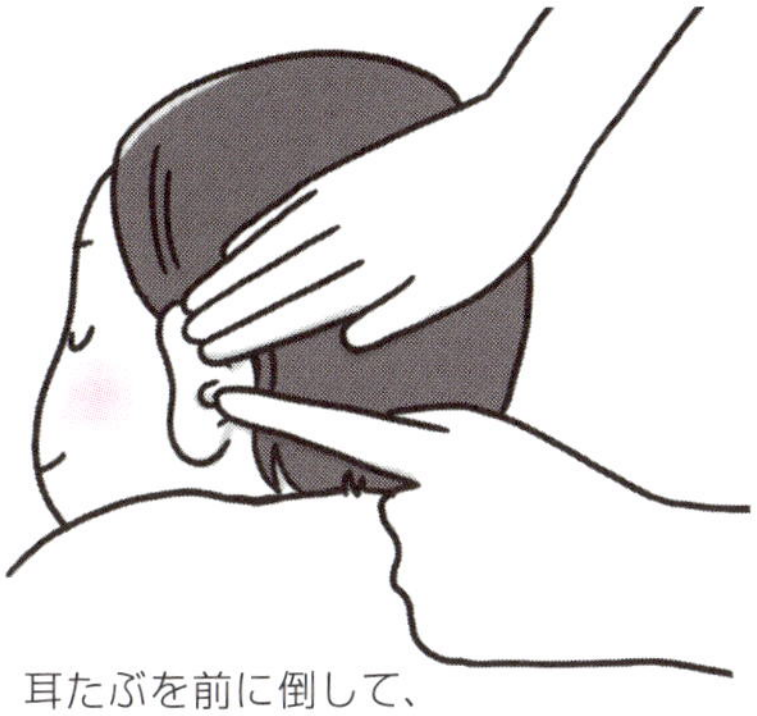

耳たぶを前に倒して、耳の後ろに塗る

塗り方

塗った跡が少し光るぐらいの量を塗ります。最初に指や手の甲に取り、ちょんちょんと数ヵ所におき、広げていきます。すりこむ必要はありません。

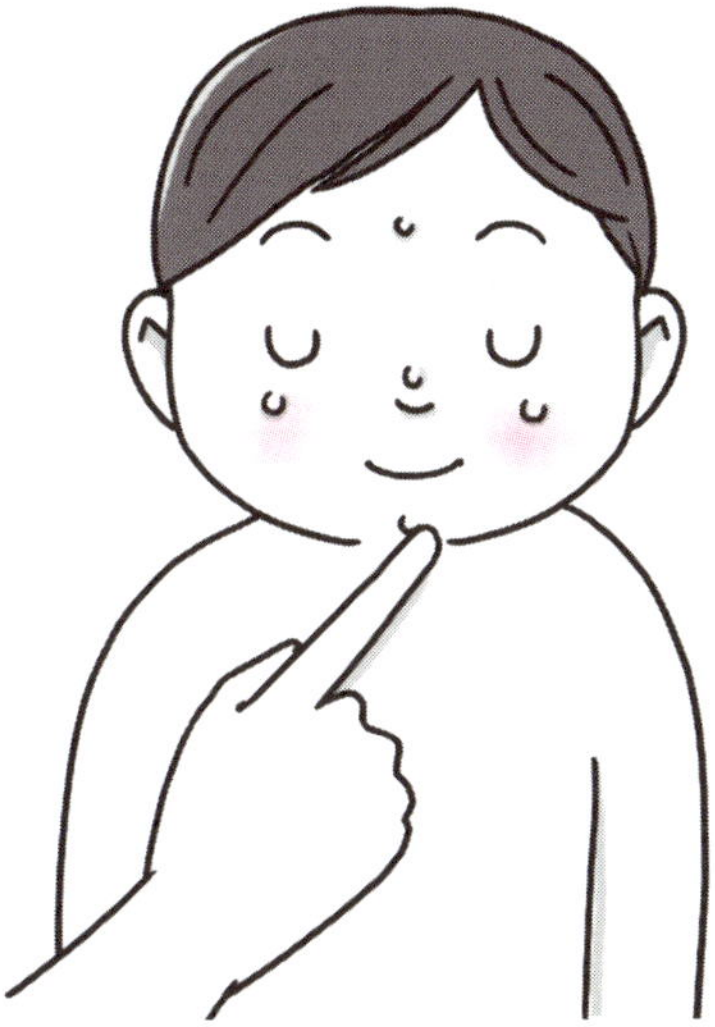

顔は円を描くようにクルクルと手早く

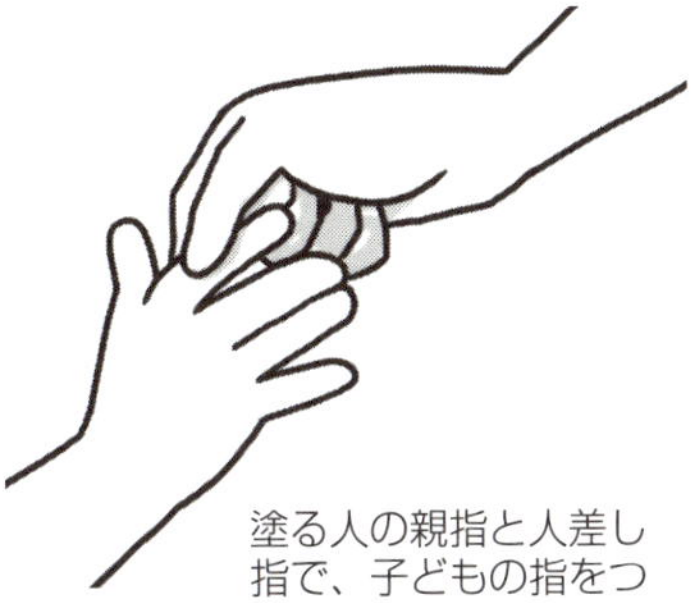

塗る人の親指と人差し指で、子どもの指をつまむように塗る

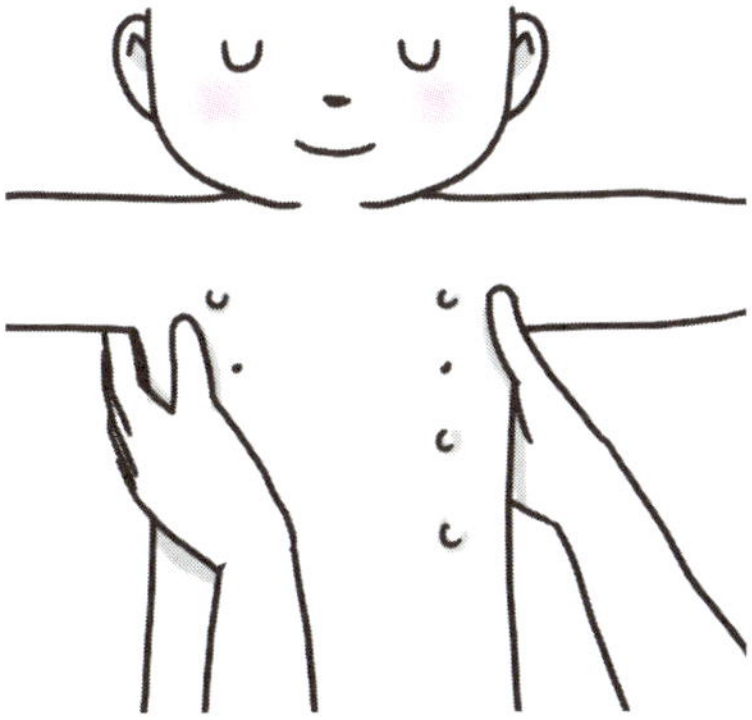

体の数ヵ所に保湿剤をおき、大人の両手の手のひらで広げる

Q 塗りすぎて毛穴がつまらない？

塗りすぎても、毛穴がつまる心配はありません。最近の保湿剤は「ノンコメドジェニック」といって、毛穴につまりにくいつくりになっています。ニキビも悪化しません。FTU（82ページ参照）で、しっかり塗りましょう。

Q かさつきがひどい

保湿剤を塗る前に水やローションを塗って水分を補給してから塗るといいでしょう。または、入浴してすぐに保湿剤を塗るとしっとりします。塗る回数を多くすることも大切です。

それでもカサカサしているなら、炎症があるとも考えられます。保湿剤だけでなく、ステロイド外用薬などの薬物療法が必要かもしれません。医療機関で相談することをおすすめします。

保湿剤 ②

いろいろな保湿剤の種類と特徴を活かす

保湿剤にはいろいろな種類があります。軟膏、ローション、クリームタイプ……医師から処方されるもののほか、市販品も多種多様です。使うものは、季節と自分の好みで選んでかまいません。

季節によって使い分け

夏はさっぱりした使用感のもの、冬は保湿の効果が高いものを選ぶとよいでしょう。

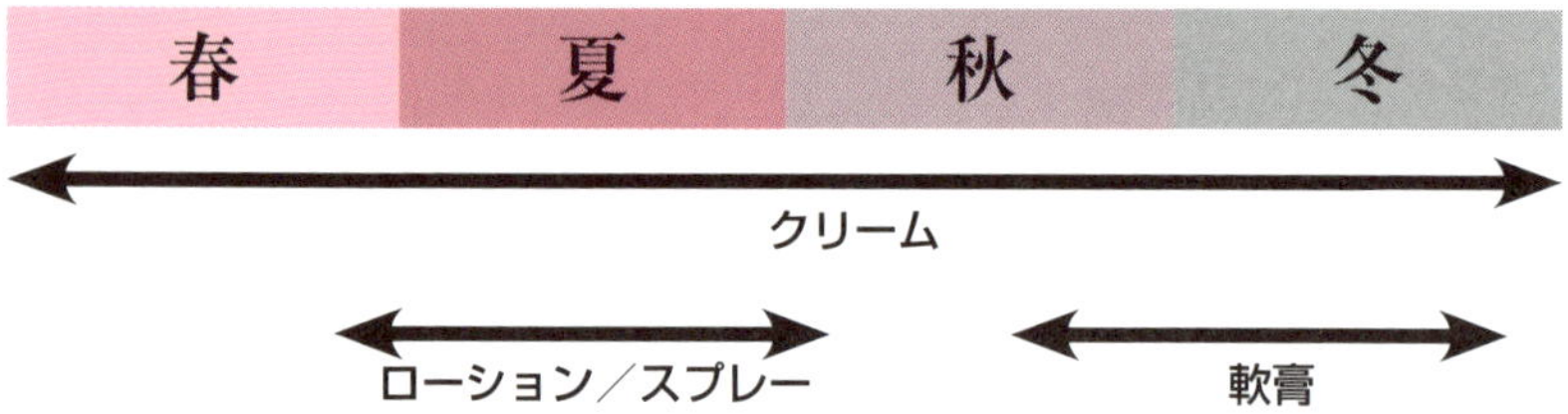

塗りやすいものを選べばよい

保湿剤は処方されることもありますが、自分で使いやすいものを市販品で求めてもかまいません。子どもがいやがらず、塗りやすいものを選びます。迷ったら医師に相談しましょう。

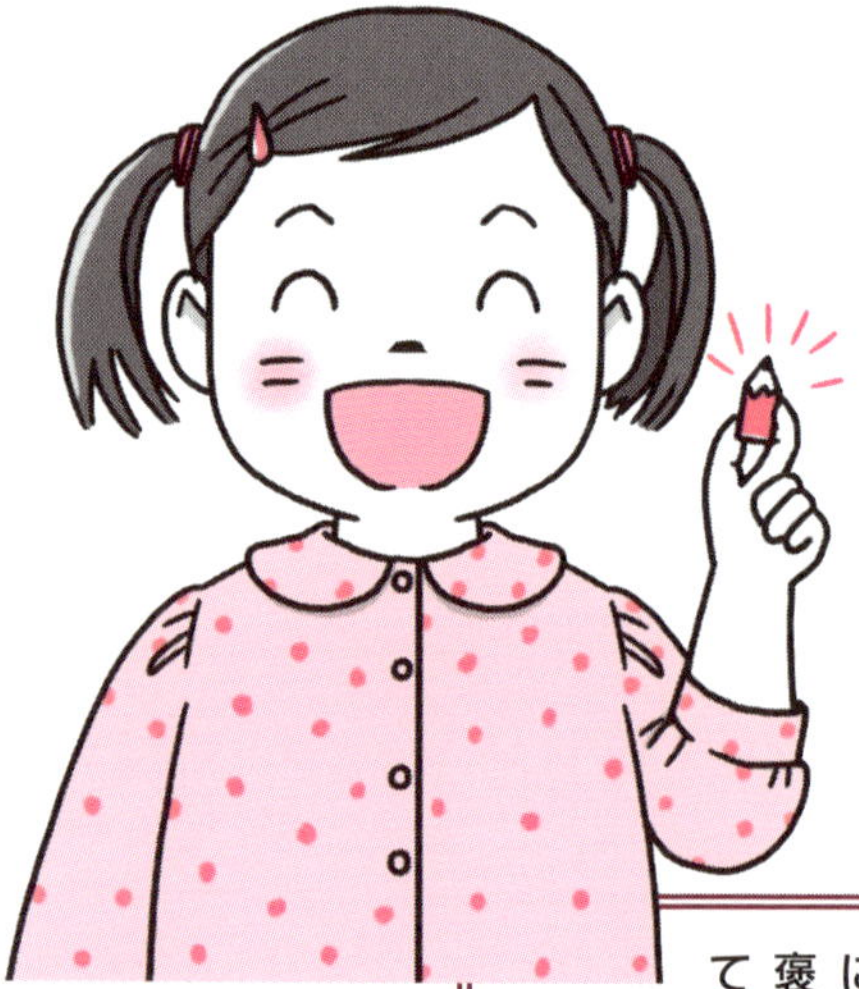

主治医がくれたご褒美は、ちびた赤鉛筆。中学受験のお守りの「合格鉛筆」だという

Q 自分で保湿剤を塗るようにいっても、親のいうことを聞きません

一〇歳ごろになると、素直に親のいうことを聞きません。医師からいってもらうほうが効果的です。最初はご褒美をきっかけにするのもいいかもしれません。高価なものではなく、「今度の日曜日に大きな公園に行こう」など。ご褒美のために仕方なくやりはじめても、本人が「こんなによくなって気持ちがいい」と身にしみて感じたら、あとは自分でやるようになります。

形状別の特徴

使いやすさと皮膚の状態をみて使い分けます。

軟膏	クリーム	ローション	スプレー
・乾燥面、湿潤面、傷のある場合など、どのような状態の皮膚にも使用しやすい ・皮膚への刺激が少ない ・油脂性基剤を用いているので、ベタつきがある	・乾燥した状態の皮膚に適している ・皮膚への刺激が少しある ・乳剤性基剤を用いているので、ベタつきが少ない	・使用感がさっぱりしている ・皮膚への刺激が少しある	・使用感がさっぱりしている ・手を汚さずに使用できる ・使用量がわかりにくい

薬剤成分別の種類と特徴

処方薬と市販薬どちらも、含まれる薬剤成分によって作用や特徴に違いがあります。

用途	分類	主な商品	特徴
主に保湿	尿素	ウレパール、ケラチナミン、パスタロン、フェルゼア	角質層を柔らかくする効果がある ベタつきは少ない
	ヘパリン	ヒルドイド	角質層を柔らかくする効果がある ベタつきは少ない
	その他	薬用アスキントンクリーム、キュレル、コラージュクリーム、ロモソフトA	もともと皮膚に含まれる保湿成分スクワランやセラミドを補う
主に保護	ワセリン	白色ワセリン、サンホワイト、プロペト	油脂成分が表皮をおおい、水分の蒸発を防ぐ。皮膚への刺激がない
	亜《あ》鉛《えん》華《か》軟膏《なんこう》	サトウザルベ、ボチシート	傷があっても使用できる。保湿効果もある
	その他	アズノール軟膏(1)、カーボワックスソルベース(2)、アトピコ(3)	抗菌効果と消炎効果(1、2)。椿油を含有し保湿効果も(3)

COLUMN

新生児のうちから保湿剤を使うと予防効果がある

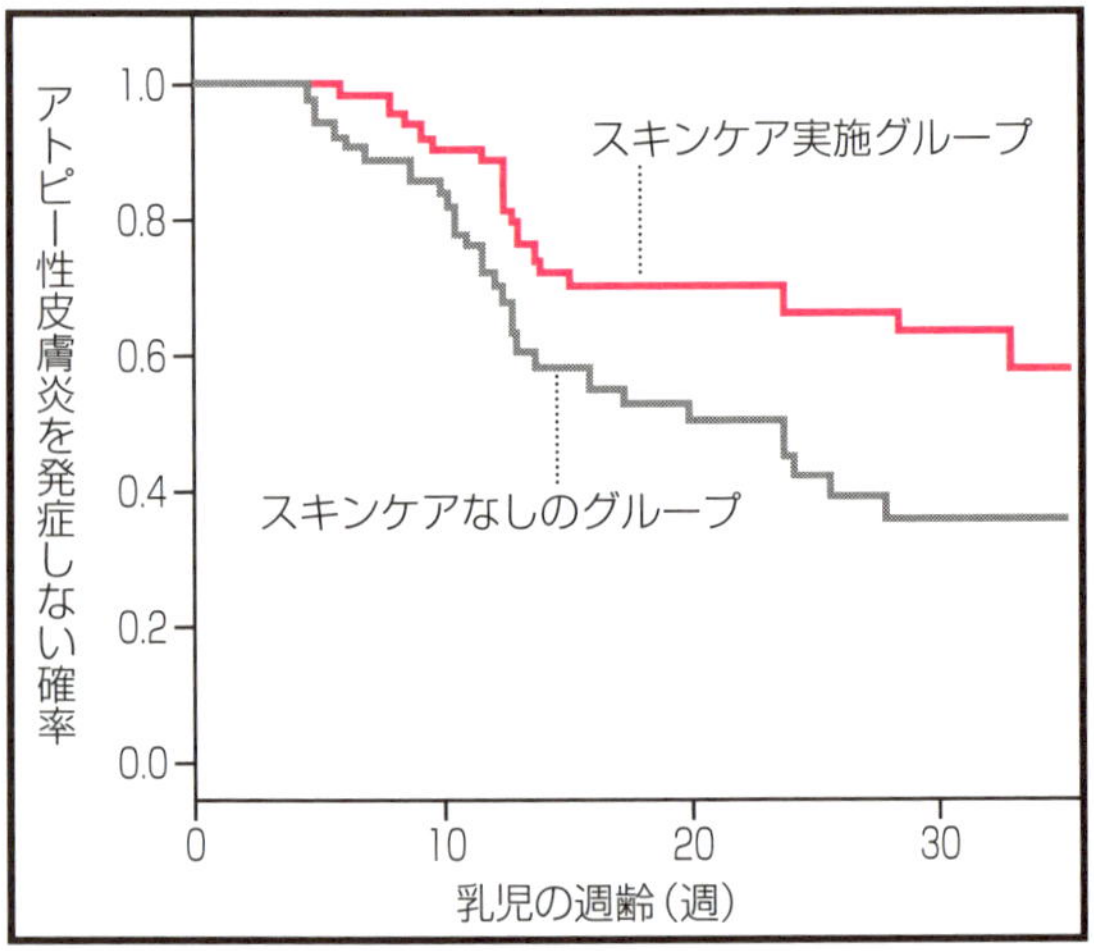
アトピー性皮膚炎を発症しない確率
1.0
0.8
0.6
0.4
0.2
0.0
スキンケア実施グループ
スキンケアなしのグループ
0
10
20
30
乳児の週齢（週）

国立成育医療研究センター大矢幸弘医師ほか「Application of Moisturizer to Neonates Prevents Development of Atopic Dermatitis.」『Journal of Allergy&Clinical Immunology（11.248）Vol.134』（2014）

発症が予防できるか研究が進んだ

アトピー性皮膚炎の発症を予防できるのかどうかは、これまで研究の課題でした。近年、この疑問にひとつの答えが出ています。

両親のどちらかにアレルギー疾患があると、アトピー性皮膚炎を発症する率が高いのですが、新生児のうちから保湿を毎日おこなった研究があります。そのデータでは、保湿をしなかった場合に比べて、保湿を毎日続けた場合のほうが、アトピー性皮膚炎の発症が少なかったのです。

これはスキンケアがアトピー性皮膚炎の発症をずっと抑えていける可能性を示したものです。皮膚のバリア機能をきちんと保つことができたからだと考えられます。

両親のどちらかがアレルギー体質なら

もし両親のどちらかがアレルギー体質で、これから出産・育児を控えているなら、子どもが生まれたらすぐにスキンケアを始めることをおすすめします。なにも症状がないうちから始めましょう。

また、すでに子どもが新生児ではないとしても遅くはありません。スキンケアは、するに越したことはないからです。今日からすぐに始めましょう。

5

薬物療法で
コントロールしていこう

ステロイド薬への誤解は、標準治療が一般化した現代でも、
まだまだあります。ステロイドはこわい薬ではないですし、
一生塗らなくてはいけないものでもありません。
皮膚の状態がよくなれば、薬の量を減らしたり、
弱い薬やほかの薬に替えたりしていきます。
やがて保湿剤だけでコントロールできるようになります。

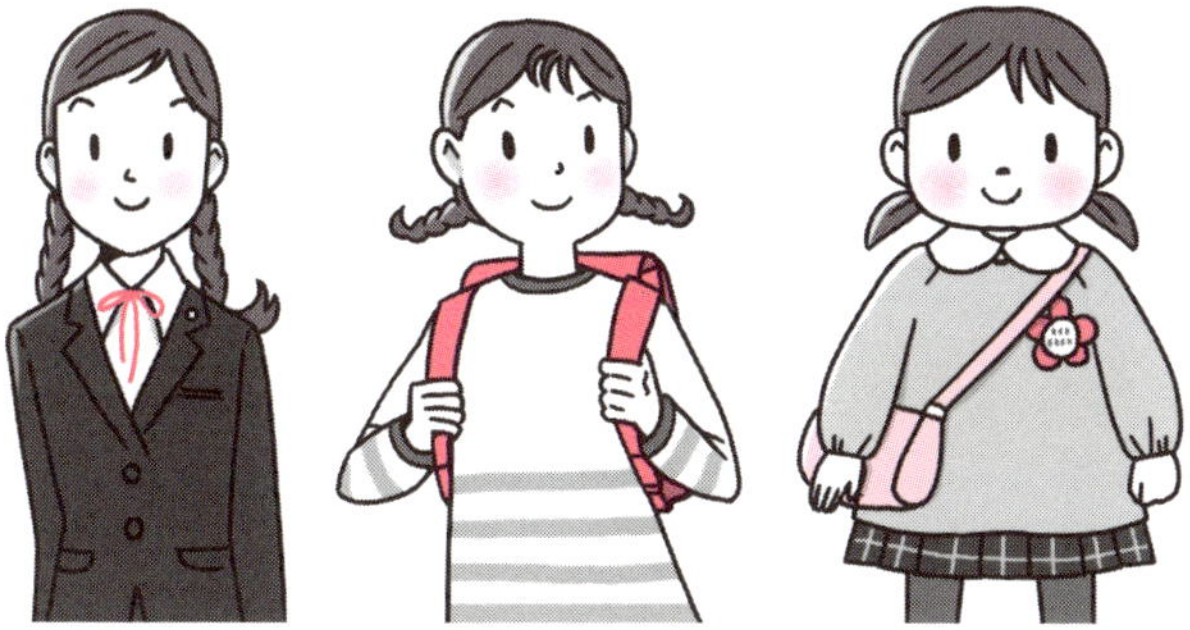

症状に合わせて薬を使い分けていく

薬物療法では、塗り薬で皮膚の症状を抑え、飲み薬で、かゆみやアレルギー反応をしずめます。薬はステロイド外用薬だけではありません。症状に合わせて、薬の種類や強さを変えていきます。

アトピー性皮膚炎に使う薬

塗り薬は主に３種類、飲み薬にもいくつかのタイプがあります。適切に使うために、薬の種類と働きを知っておきましょう。

塗り薬

ステロイド外用薬
皮膚の炎症をしずめる働きがあり、アトピー性皮膚炎の治療には欠かせない薬です。炎症がひどい時期は集中的に使い、炎症がしずまったら、少しずつ薬を使う頻度や、強さのランクを下げていきます。

タクロリムス軟膏
免疫の過剰反応によって起こるアレルギーを抑え、炎症をしずめる免疫抑制薬です。ステロイド薬を使いにくい部位や、ステロイド薬では効果がみられない場合に使われます。ステロイド薬から保湿剤への切り替えのときに使うこともあります。

保湿剤
皮膚の表面をおおい、潤いを保つとともに、異物が肌に入りこむのを防ぎます。皮膚の健康を保つ、大切な役割を担います。

飲み薬

抗ヒスタミン作用のある抗アレルギー薬
かゆみを引き起こす「ヒスタミン」という物質の働きを抑え、かゆみを和らげる効果があります。抗ヒスタミン薬ともいいます。

抗ヒスタミン作用のない抗アレルギー薬
アレルギー反応を抑える働きがあります。ただし、体質そのものを改善するわけではないので、使う期間が長くなります。

免疫抑制薬／ステロイド内服薬
ステロイドの塗り薬が効きにくい、湿疹の範囲が広いなど、重症の場合に、一時的に使います。副作用が多いため、服用中はこまめに医師のチェックを受けます。免疫抑制薬は16歳以下は使えません。

※非ステロイド性抗炎症薬（NSAIDs）は、アトピー性皮膚炎では十分な効果は期待できません。むしろ、薬によるかぶれの危険があります。

ステロイドからタクロリムスへ

アトピー性皮膚炎の治療薬の中心は、ステロイドの塗り薬です。ただ、炎症を抑える働きがある反面、皮膚の薄いところには使いにくいという難点があります。そこで以前は、顔などはステロイドだけでは十分にコントロールするのがむずかしかったのです。

現在は免疫抑制薬のタクロリムス軟膏（商品名／プロトピック軟膏）が登場し、顔などデリケートな部位でも、炎症が治まるまでしっかり塗り薬を使えるようになりました。薬から保湿剤への切り替えもスムーズになり、よい状態をキープしやすくなっています。

最初にステロイド外用薬を使い、タクロリムス軟膏に切り替える。保湿剤はずっと使う

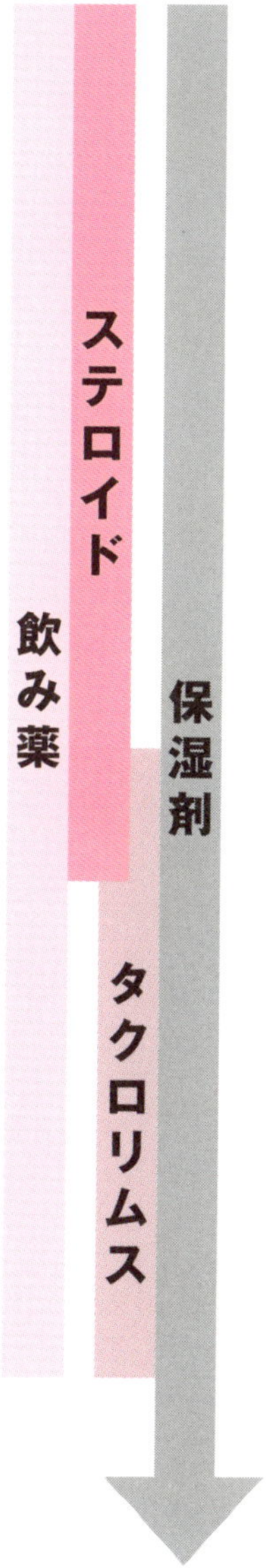
ステロイド
飲み薬
保湿剤
タクロリムス

使い続けることが大切

塗り薬は炎症やかゆみがあるときだけ塗ればよいものではありません。みた目にきれいになっても、しばらく使いつづけます。

▼炎症を火事にたとえると

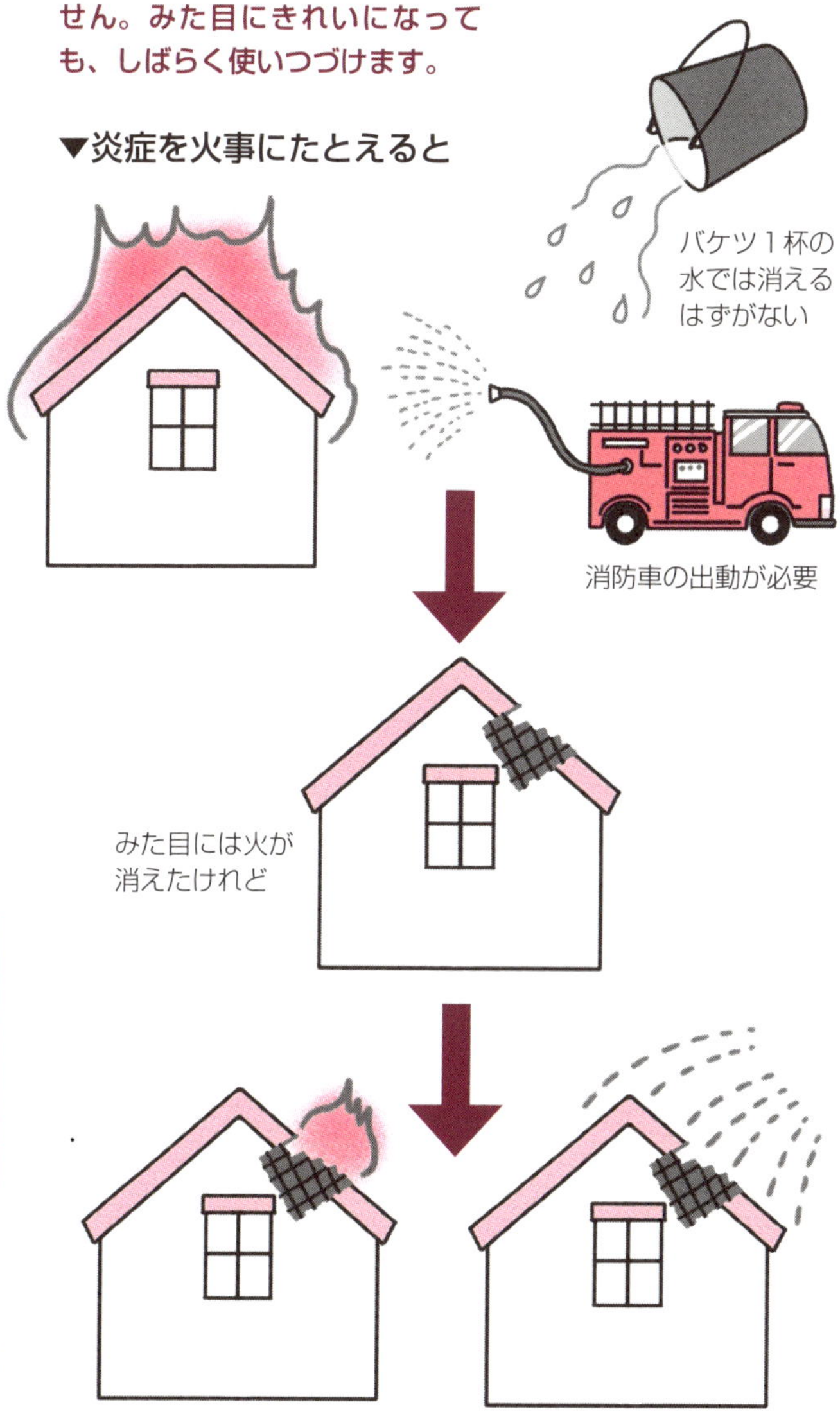
バケツ１杯の水では消えるはずがない
消防車の出動が必要
みた目には火が消えたけれど

それで消火活動をやめれば再燃する可能性が高い

しっかり水をかけ、その後も常に湿らせておこう

ステロイド①

塗り薬は強さによって五ランクある

ステロイドは、もともと体の中にあるホルモンの一種で、別名は副腎《ふくじん》皮質《ひしつ》ホルモン。炎症をしずめたり、アレルギー反応や免疫反応を抑える働きがあり、アトピー性皮膚炎の治療では欠かせない薬です。

ステロイドのランク

外用薬は強さによって５ランクに分けられています。

Ⅴ群 ウィーク	もっとも弱い プレドニゾロン グリメサゾン軟膏
Ⅳ群 ミディアム	弱い レダコート ケナコルトA アルメタ キンダベート ロコイド
Ⅲ群 ストロング	強い リドメックス エクラー メサデルム ボアラ ザルックス ベトネベート リンデロンV プロパデルム フルコート アドコルチン
Ⅱ群 ベリーストロング	とても強い フルメタ アンテベート トプシム リンデロンDP マイザー ビスダーム テクスメテン ネリゾナ パンデル
Ⅰ群 ストロンゲスト	最強 デルモベート ジフラール ダイアコート

顔には弱いものを使う

顔や首は皮膚が薄く、薬を吸収しやすい部位。ステロイドはⅣ群とⅤ群のマイルドクラスをごく短期間使い、保湿剤などでコントロールします。２歳以上では、タクロリムス軟膏も使います。

薬の吸収率

吸収率の高い部位は、薬をよく吸収するということなので、弱めの薬を用います。

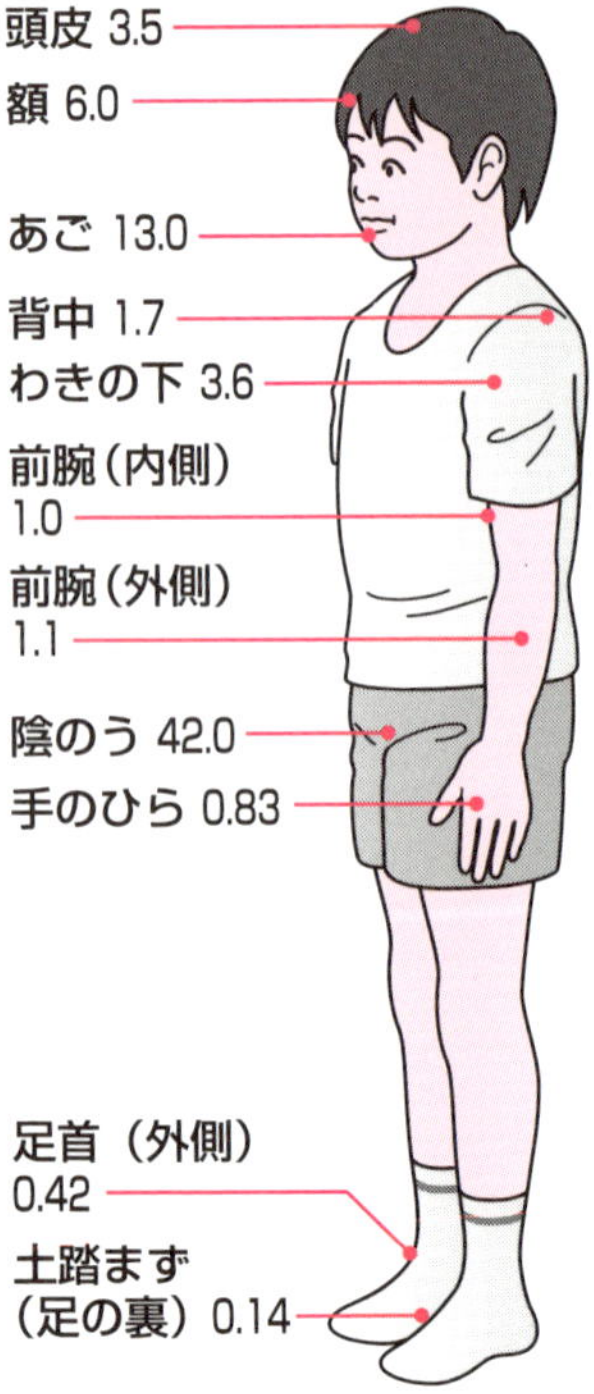

頭皮 3.5
額 6.0
あご 13.0
背中 1.7
わきの下 3.6
前腕（内側）1.0
前腕（外側）1.1
陰のう 42.0
手のひら 0.83
足首（外側）0.42
土踏まず（足の裏）0.14

症状別・薬のランク

十分な効果が認められない場合には、1ランク上の治療をおこない、十分な効果が得られたら1ランク下の治療になります。

右表のⅣ群とⅤ群をあわせたものがマイルドクラスです。

		塗り薬	飲み薬
軽症	全年齢	ステロイド薬以外の外用薬 必要に応じてステロイド外用薬（マイルド以下）	必要に応じて抗ヒスタミン薬、抗アレルギー薬
中等症	2歳未満	ステロイド外用薬（マイルド以下）	必要に応じて抗ヒスタミン薬、抗アレルギー薬
	2～12歳	ステロイド外用薬（ストロング以下）	
	13歳以上	ステロイド外用薬（ベリーストロング以下）	
重症	2歳未満	ステロイド外用薬（ストロング以下）	必要に応じて抗ヒスタミン薬、抗アレルギー薬
	2～12歳	ステロイド外用薬（ベリーストロング以下）	
	13歳以上	ステロイド外用薬（ベリーストロング以下）	
最重症	2歳未満	ステロイド外用薬（ストロング以下）	必要に応じて抗ヒスタミン薬、抗アレルギー薬 ステロイド内服薬（必要に応じて一時的に） 原則として一時入院
	2～12歳	ステロイド外用薬（ベリーストロング以下）	
	13歳以上	ステロイド外用薬（ベリーストロング以下）	

『小児アレルギー疾患総合ガイドライン 2011』による

ステロイド外用薬はアトピー治療の基本

ステロイド外用薬がランク分けされているのは、炎症の程度と、症状がある部位に合わせて、もっとも適した薬を使うためです。

炎症がひどい時期は強い薬が必要ですが、皮膚の薄いところでは薬がよく吸収され、強い薬では効きすぎる恐れがあります。

乳幼児では、軽症のことが多く、ほとんどの場合でステロイド外用薬は使っても弱いランクです。ステロイドを使わず保湿剤だけでよいこともあります。

医師は、症状の程度と部位によって薬を決めます。みた目に同じ炎症でも、部位によって薬が異なる場合があります。体用の薬を顔に塗ると強すぎますし、逆に使うと効果が得られません。

強い薬をむやみに避けるのではなく、薬の働きと目的を知って、正しく使いましょう。適切な部位に適切な薬を使ってこそ、治療効果が表れます。

ステロイド②

「フィンガーティップユニット（FTU）」が基本

症状に合った薬を使っていても、十分に効かない場合、しばしば「塗り方が薄い」のが原因です。すりこむように塗るのも効果を下げます。適切な量と塗り方を知って正しく使いましょう。

どこに塗る？

ジクジクしていなくても、かゆみがあったり、皮膚が厚くなっているのは、内部に炎症があるサイン。薬を塗る部位がわからない場合は、診察で医師に確認しましょう。

かゆいところ

つまむと硬くなっているところ

硬く盛り上がっているところ

赤く盛り上がっているところ

触るとザラザラしているところ

炎症のひとつ

湿疹がなくても炎症が起こっている。かゆくてかいているうちに皮膚が厚く硬くなってしまう。

塗り薬の形状

ステロイド外用薬には、さまざまな形状のものがあります。

軟膏

刺激が少なくどんな症状にも使える。ややベタベタするので、乾燥しやすい冬は軟膏で、夏はクリームやローションという具合に使い分けてもよい

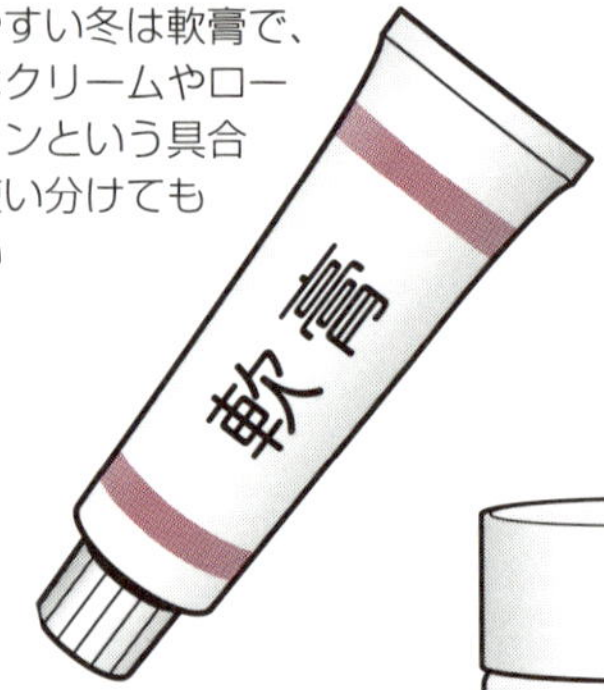

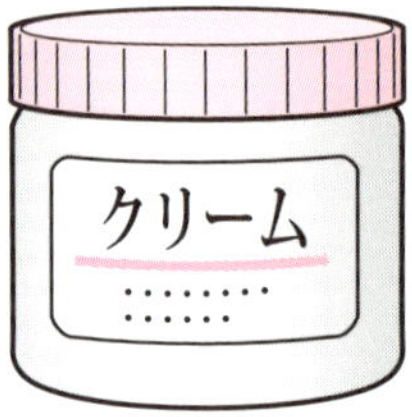

クリーム

伸びがよく軟膏ほどベタつかないので、顔や手に使うのに向いている。ただし、炎症がひどいと刺激を感じることもある

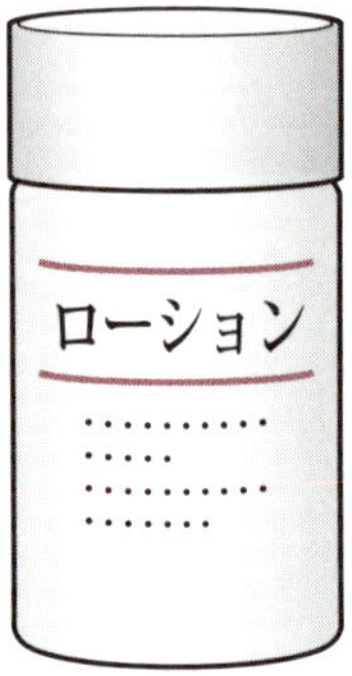

ローション

主に頭など、毛髪のある部分に使う。皮膚にも使えるが、効きが弱い場合があり、軟膏やクリームよりも保湿効果が劣る

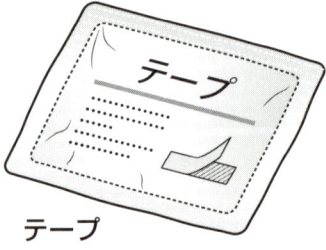

テープ

ステロイドをしみこませた貼り薬。薬がこすれ落ちやすい指先や、皮膚が厚い手のひら、足の裏などに向く

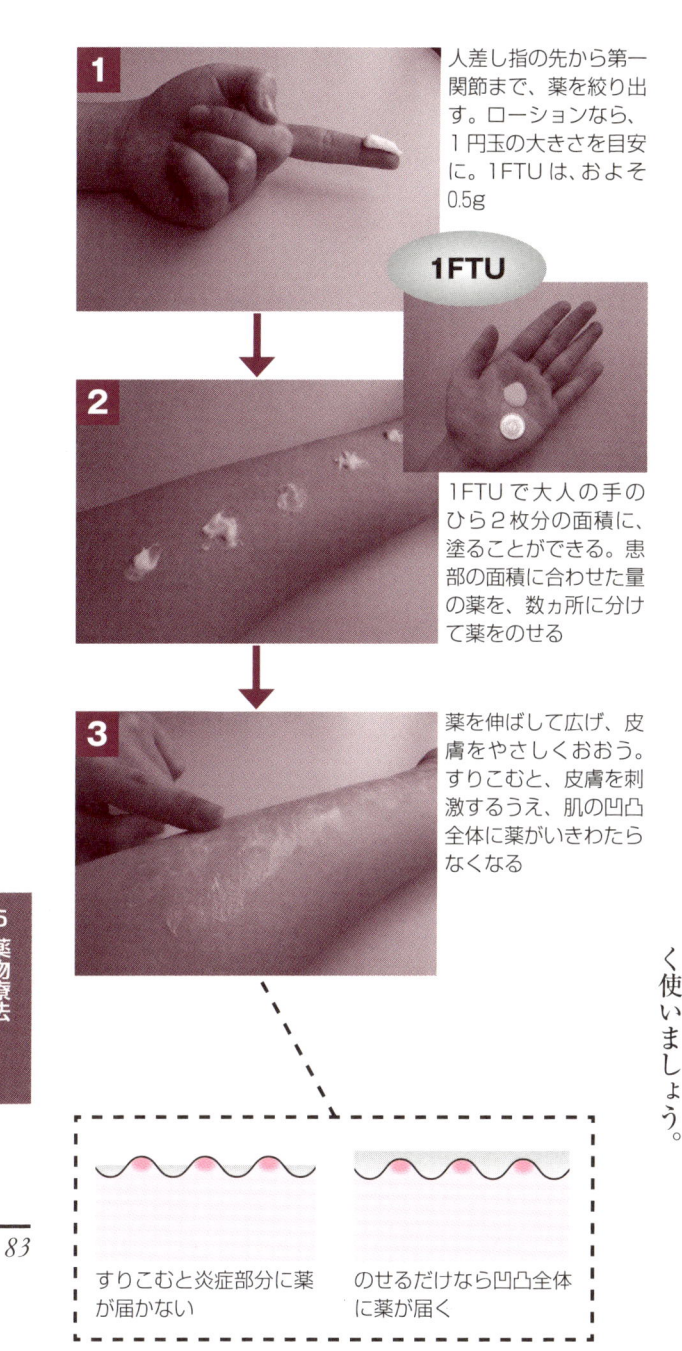

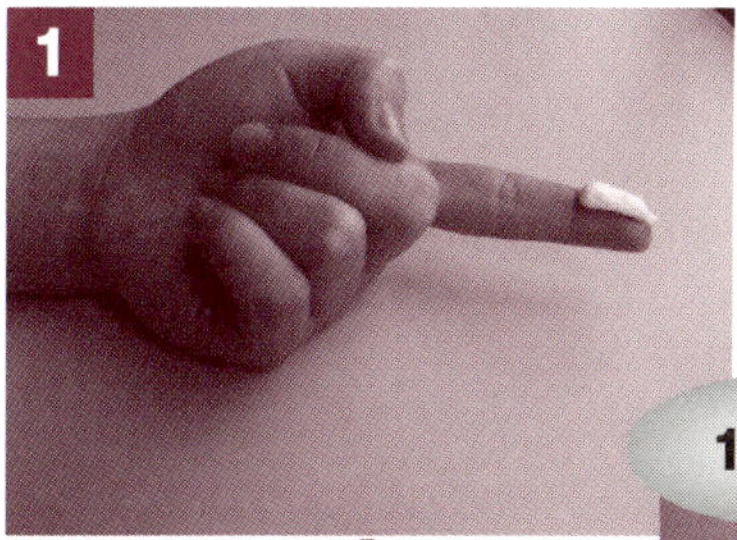
1

人差し指の先から第一関節まで、薬を絞り出す。ローションなら、1円玉の大きさを目安に。1FTUは、およそ0.5g

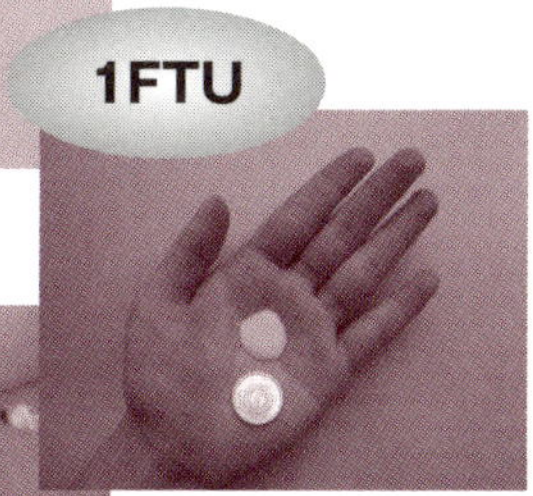
1FTU

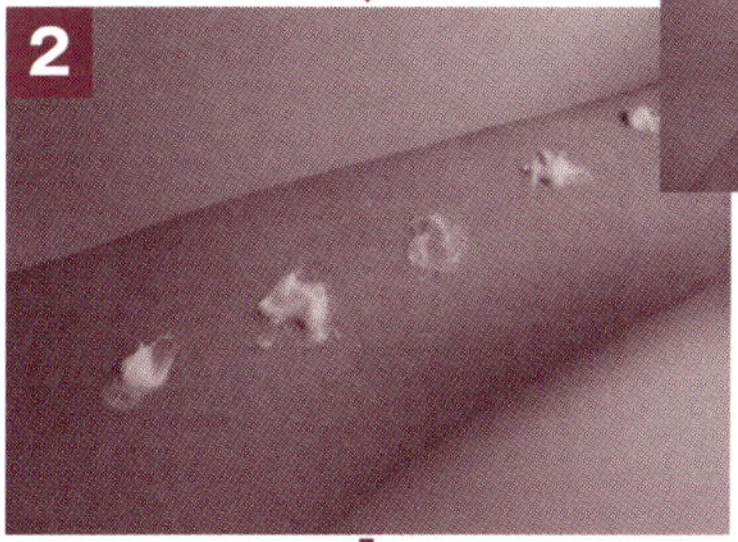
2

1FTUで大人の手のひら2枚分の面積に、塗ることができる。患部の面積に合わせた量の薬を、数ヵ所に分けて薬をのせる

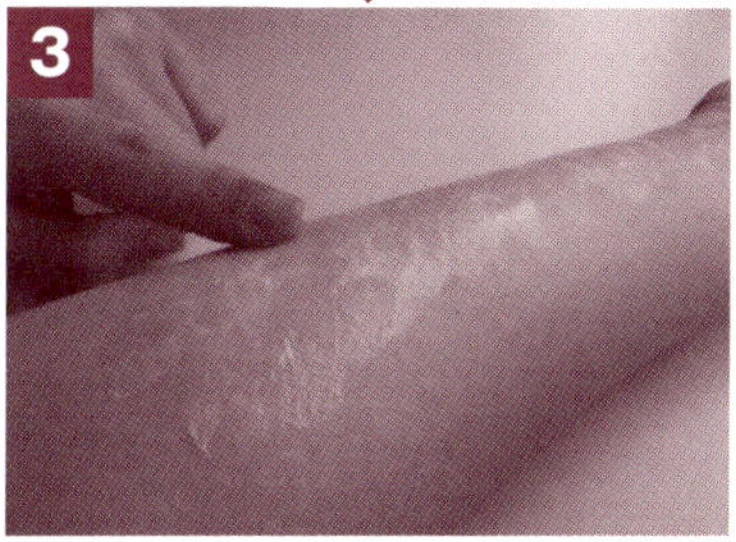
3

薬を伸ばして広げ、皮膚をやさしくおおう。すりこむと、皮膚を刺激するうえ、肌の凹凸全体に薬がいきわたらなくなる

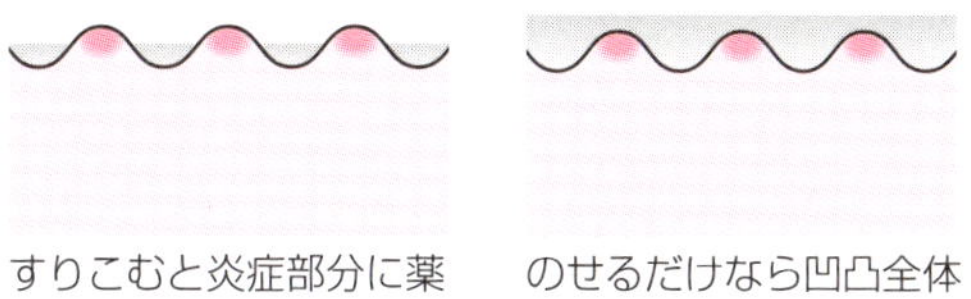

すりこむと炎症部分に薬が届かない

のせるだけなら凹凸全体に薬が届く

図は『よくわかるアトピー性皮膚炎』（日本アレルギー協会）を参考

どのくらい塗る？

チューブから指先に絞り出した量を目安にします。FTUを「ベタベタ塗り」と呼ぶ人もいます。塗ったところにティッシュペーパーを貼って落ちないぐらい。多すぎると感じるくらいが適量なのです。

大人の場合の塗布量(FTU)。子どもは体の大きさに合わせて減らす

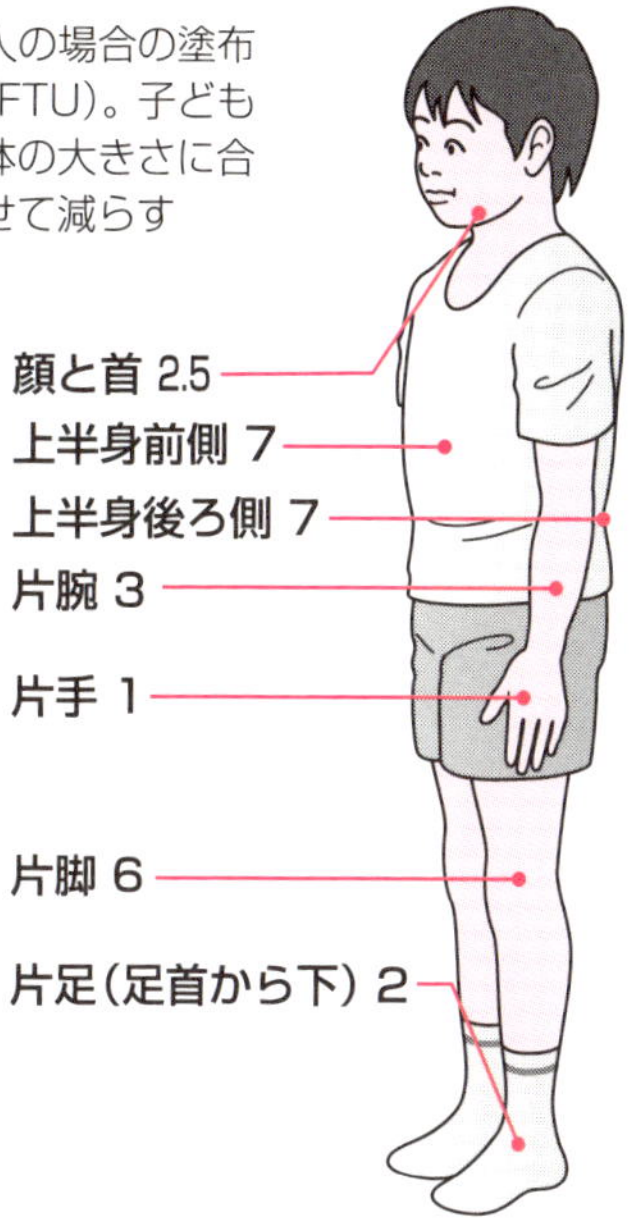
顔と首 2.5
上半身前側 7
上半身後ろ側 7
片腕 3
片手 1
片脚 6
片足(足首から下) 2

たっぷりの量を「のせる」感覚で

外用薬は、患者さんが厳密に使用量を守ることがむずかしいため、塗り方が薄すぎて効果が出ないという問題があります。

塗り薬とはいいますが、塗るというより、皮膚にのせて広げるぐらいが適量です。目安になるのが、「フィンガーティップユニット」です。適量を「肌で」覚えて正しく使いましょう。

ステロイド③

重い症状のときには入院治療をすることも

症状が重いと、強い薬や、プラスアルファの処置が必要になります。また、症状が重く、「治らないのではないか」と思いこむなど、精神的に追いつめられている場合も、入院しての治療を検討します。

薬を十分に吸収させる

皮膚の状態や、炎症のある部位に応じて、薬の効果を高める方法があります。薬が吸収されやすくなったり、皮膚を保護するなどのメリットがあります。自己判断ではなく、医師の指導のもとでおこないましょう。

重層法

まず、患部をおおう大きさの布(ガーゼなどの柔らかい布)に、亜鉛華軟膏（P75参照）などを塗ります。患部にステロイド外用薬を塗って、その布でおおい、包帯やネットで固定します。

亜鉛華軟膏には、炎症を抑える働きがあるので、ステロイドとの相乗効果が期待できます。

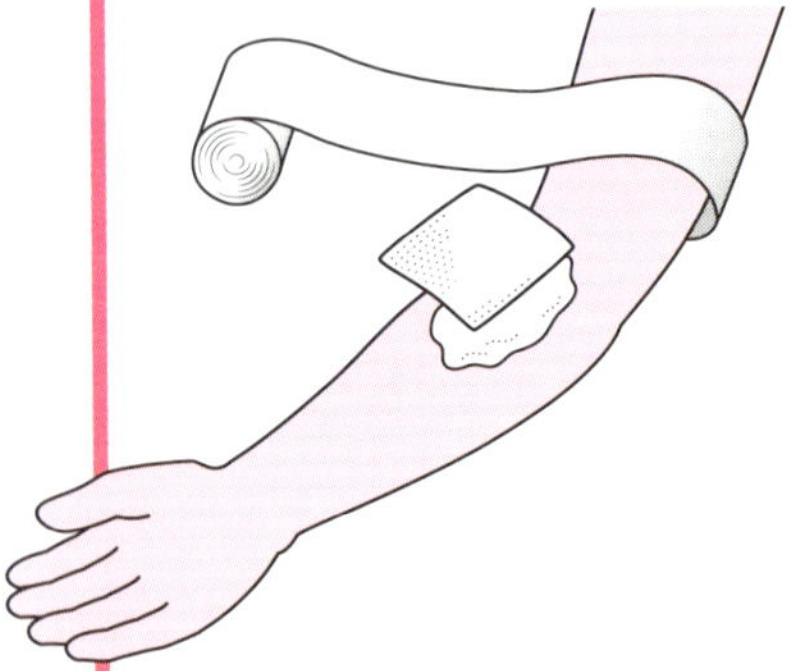

密封法

ステロイドを塗った上に食品用のラップを巻いて、薬を皮膚に密着させます。薬がしっかり皮膚に吸収され、皮膚の乾燥も防ぎます。

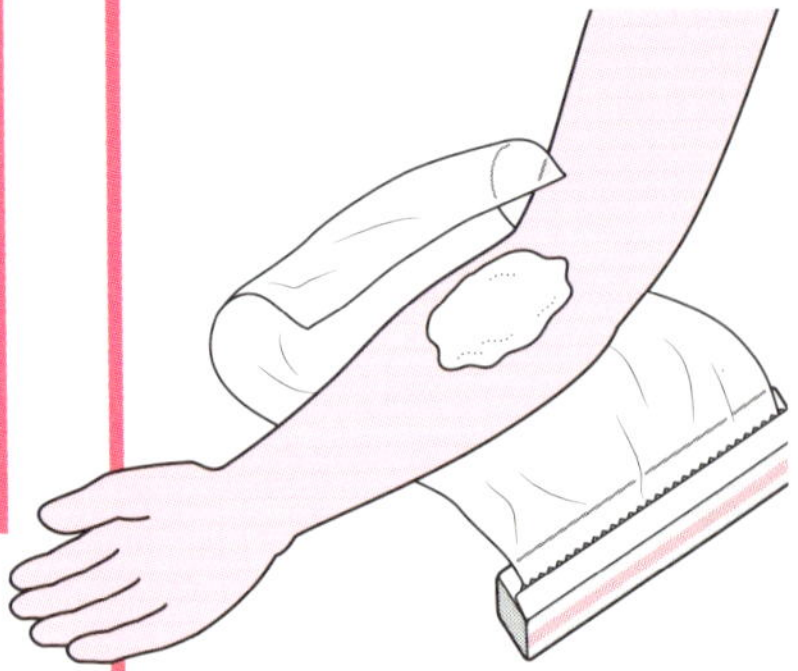

足　皮膚が厚いので、塗り薬がしみこみにくい部位です。寝る前に薬をしっかり使うほか、皮膚が割れている部分にはテープ剤を貼ります。薬が浸透するだけでなく、皮膚の保護にもなります。

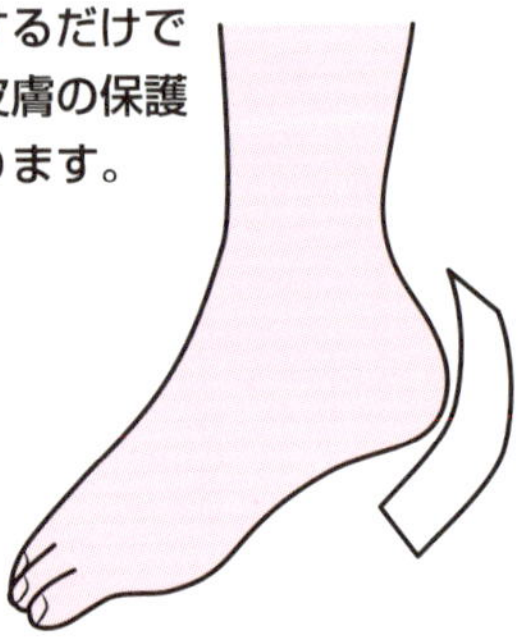

手　日中は薬を塗ってもすぐに取れてしまいます。寝る前にしっかり薬を塗り、柔らかい綿の手袋をつけます。患部の大きさに合わせて切ったステロイドのテープ剤を貼るのもよいでしょう。

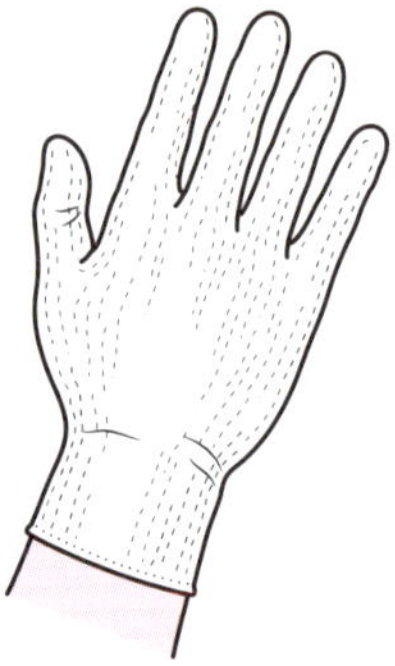

入院することも

自宅での治療ではコントロールできず、症状が悪化したり気持ちの落ちこみが激しい場合は、入院して治療を受けます。入院中に、しっかりと薬の使い方を学ぶだけではなく、薬の効果が実感できるため、治療に取り組む意欲が出てきます。

利点

薬の正しい使い方がわかるようになる

治らないことへの不安が軽くなる

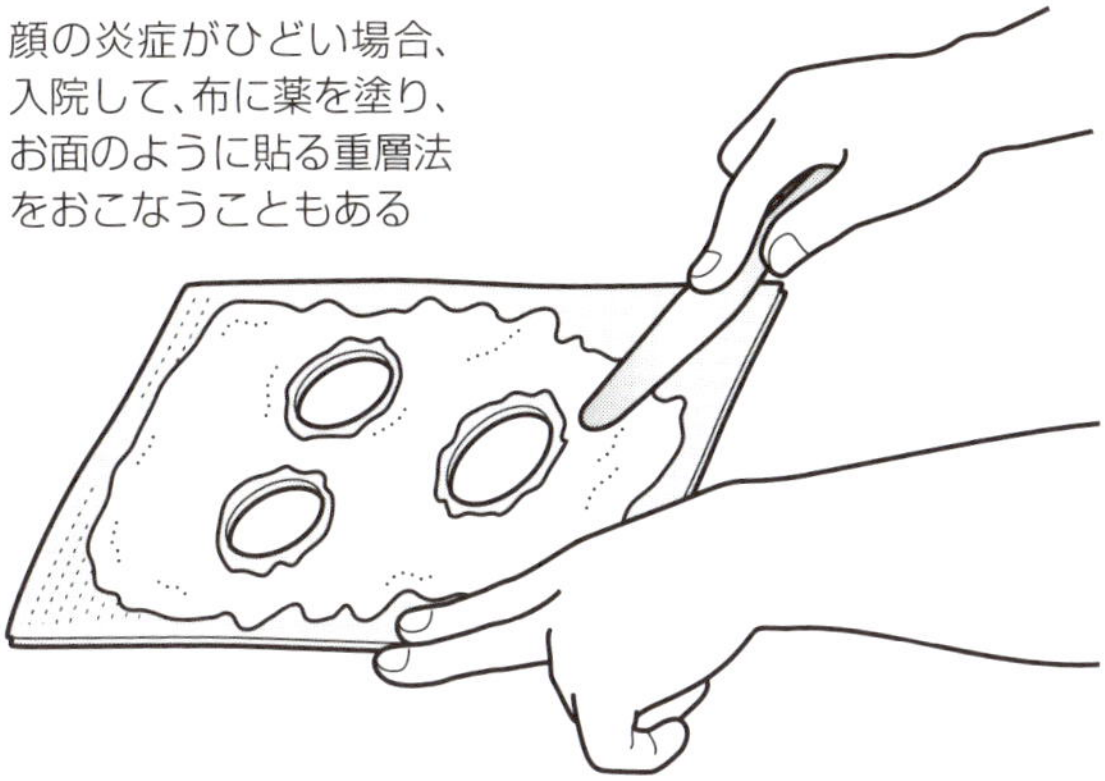

顔の炎症がひどい場合、入院して、布に薬を塗り、お面のように貼る重層法をおこなうこともある

重症の目安

むくみや腫れがひどい／厚く硬くなっている／多数のブツブツがある／カサカサしてポロポロはがれ落ちる／かさぶたになっている／水ぶくれ／ただれている／ひっかき傷が多くある／大きくてかゆいしこりがある

医師の指導のもとで薬を十分に使う

症状が重いときには、ただ薬を塗るだけでは不十分。薬がこすれ落ちるのを防ぎ、しっかり吸収させるための処置が必要です。ただし、ステロイドによる副作用や、細菌感染を起こしやすくなる危険性もあります。医師の指示を守って取り組んでください。

症状が激しく、不安が強いときは、入院治療も考えられます。

顔への薬の使い方例

顔は皮膚が薄く、ステロイドの使い方がむずかしい部位です。しかも、他人からの視線が気になって気持ちの負担も大きくなります。

治療では、炎症をすみやかにしずめ、よい状態を根気強くキープしていきます。たとえば、次のような順番でおこないます。

■強い炎症がある

ランクの高いステロイドを、FTUを守って塗り、さらに重層法でしっかり浸透させます。

■炎症が軽くなる

ステロイドのランクをすみやかに下げ、重層法を卒業。スキンケアを始めます。

■炎症が部分的になる

ここががまんのしどき。タクロリムス軟膏に切り替え、しっかり炎症を抑えこみます。

■ほとんど炎症がなくなる

タクロリムス軟膏を塗る頻度を、一日おきにして様子をみます。

■炎症がまったくなくなる

スキンケアを徹底するとともに、一週間に一～二回タクロリムス軟膏を塗って、炎症を予防します。

副作用

ステロイドの本当の副作用を正しく知る

ステロイド外用薬の副作用について、「やめるとリバウンドする」「皮膚が黒くなる」など、誤解している人が多くいます。ステロイド外用薬に副作用がないとはいいません。正しい副作用を知ってください。

アトピーの症状や、飲み薬の副作用と混同

「ほかの薬の情報」「誤った使い方による症状」「アトピーの悪化」が、ステロイドの副作用と誤解されているケースがよくあります。

たとえば、「ステロイドをやめるとリバウンドで悪化する」というのも間違いです。リバウンドはステロイドの飲み薬をいきなりやめることで起こります。体内でつくられる副腎皮質ホルモンを飲み薬で補っていたのに、急に飲まなくなると症状が悪化してしまうためで、副作用ではありません。

さらに、塗り薬では体内に吸収されるのはごくわずかで、影響はほとんどなく、正しく使っていればリバウンドは起こりません。

これは 薬の誤った使い方による症状

適切な強さの薬を、適切な量でしっかり使わないと、症状が長引きます。薬が不十分でアトピー性皮膚炎の症状が出てくるのを副作用と誤解している人が少なくありません。

- 長い間使っているのに、一向によくならない
- 薬を中断すると、すぐにぶり返す
- 皮膚が黒ずんでくる

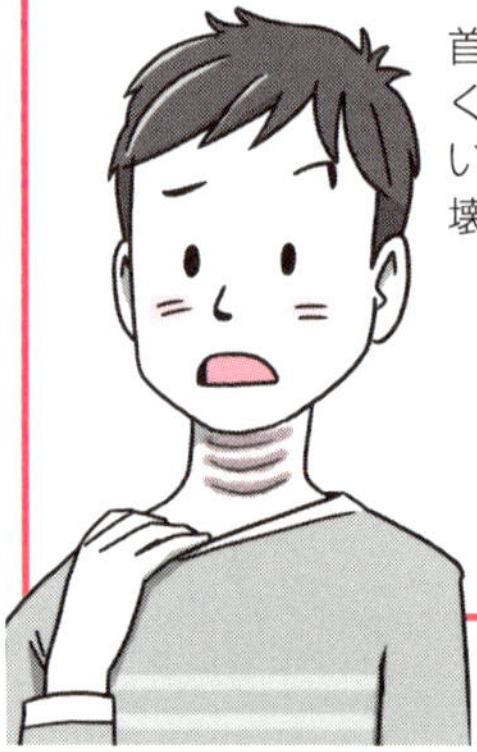

首の皮膚が黒く厚くなっているのはかき壊したため

これは 飲み薬の副作用

ステロイドの飲み薬は、血液中に取りこまれ、全身に影響を及ぼします。しかし、塗り薬は、皮膚には吸収されますが、血液に取りこまれるのは少なめです。

- 免疫力が低下する
- 骨がもろくなる
- 顔が丸くなる（ムーンフェイス）
- 糖尿病の危険性が高くなる

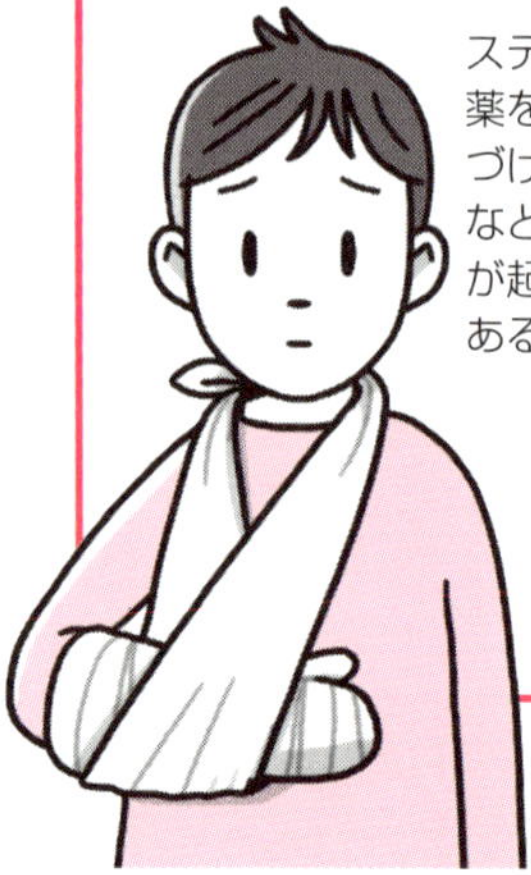

ステロイド内服薬を長く飲みつづけると、骨折などの成長障害が起こることがある

ステロイド外用薬の副作用

ステロイドの塗り薬の主な副作用を以下に挙げます。これらはいずれも、塗った部分だけの局所的な副作用です。

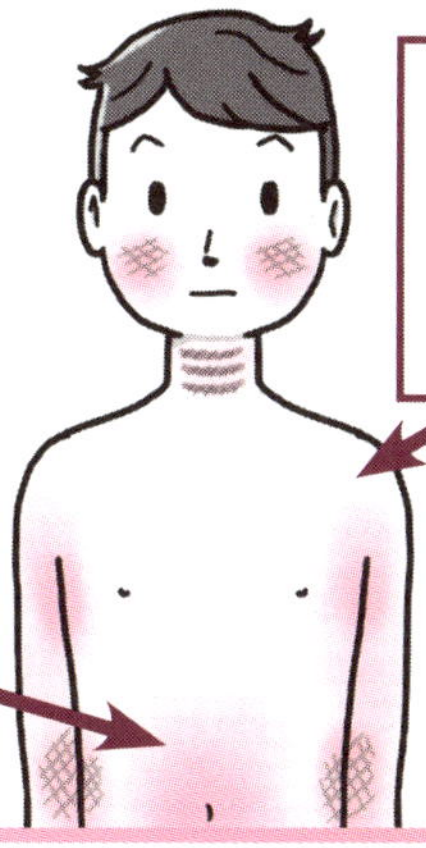

塗り薬は皮膚から吸収されるが、体内に浸透して血液中に入るのは、ごくわずか
血液中に入っても肝臓で処理されるので、副作用はほとんど出ない

副作用は起こっても局所的

- 内出血しやすくなる
- 皮膚が赤くなる
- 毛細血管が網の目のように浮き上がる
- 皮膚が薄くペラペラになる
- 顔や口の周囲が赤くブツブツになる
- 体毛が濃くなったり長くなったりする
- ニキビが出やすくなる
- 水虫などの真菌に感染しやすくなる
- 妊娠線のような線が走る
- 黄色ブドウ球菌などの細菌に感染しやすく、おできやとびひができやすくなる

皮膚をみればわかるものばかり

異常があっても受診すればすぐにわかる。
塗り薬を替えたり、中断したり、塗る期間をあけたりすれば、改善する

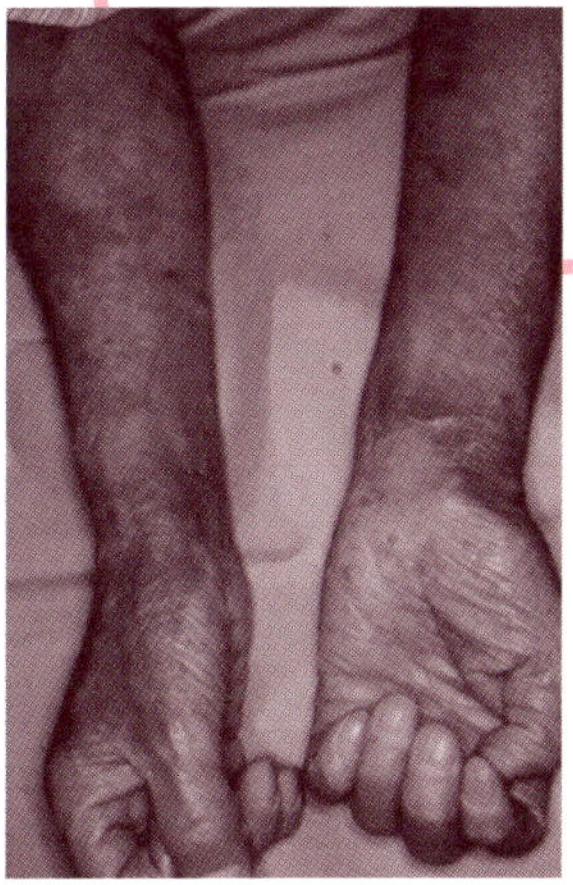

不適切な使用をすると、皮膚が薄くペラペラになることもある

タクロリムス①

炎症の部分にだけ吸収される塗り薬

タクロリムス軟膏（免疫抑制薬）は、ステロイド外用薬と同じように皮膚の炎症を抑える働きがあります。ただし、ステロイド外用薬と違って、炎症の強い部分にしか作用しないというメリットがあります。

炎症にだけ効くのは

タクロリムス軟膏が健康な皮膚から吸収されないのは、薬の成分の大きさ（分子量）のため。タクロリムス軟膏はステロイド外用薬よりも分子量が大きく、バリア機能の低下した炎症部分にだけしか浸透できないのです。

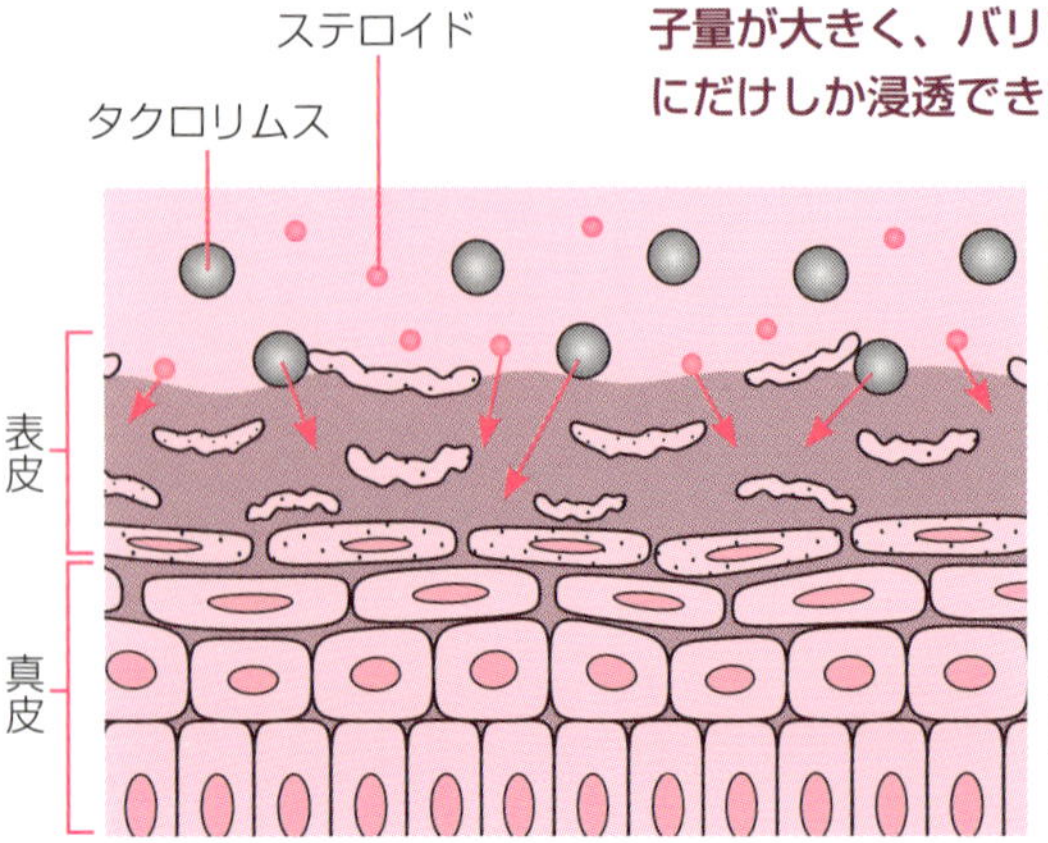

炎症が起こっていると……

皮膚のバリア機能が低下して、角質細胞がめくれてしまい、表面はすきまだらけです。そのため、ステロイド外用薬の分子もタクロリムス軟膏の分子も、皮膚の中に入り、効果を発揮します。

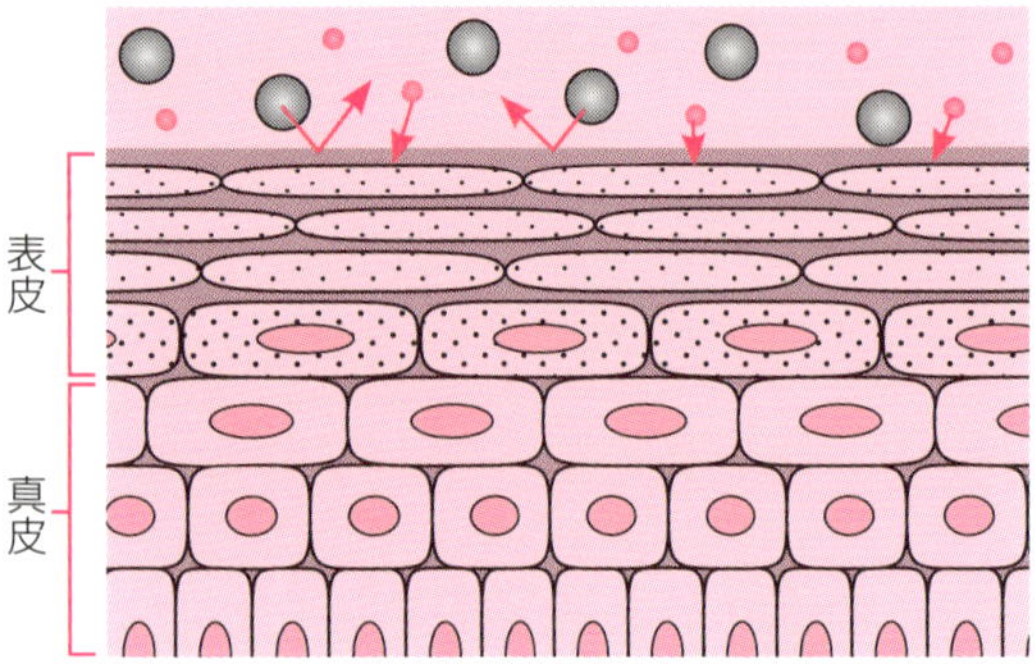

健康な皮膚

炎症が治まり、皮膚が本来のバリア機能を取り戻すと、タクロリムス軟膏は分子量が大きく（822）、皮膚の中に入れなくなります。しかし、ステロイド外用薬は分子量が小さい（450～510）ので、皮膚の中に浸透します。

↓

タクロリムスは分子量が大きい

↓

顔や首など皮膚が薄いところに使える
手や足など皮膚が厚いところには効果が少ない

ステロイド外用薬からの離脱にも役立つ

タクロリムス軟膏は、ステロイド外用薬と同様に炎症を抑える働きがあります。しかし、ステロイドと大きく違うのは、健康な皮膚に吸収されにくいために、副作用のリスクが低くてすむ点です。

皮膚表面の炎症がしずまり、もう少しステロイドを塗りつづける必要がある時期に、タクロリムス軟膏に切り替えると、ステロイドの使用量を減らし、副作用を防ぐことができます。特に、ステロイドが使いにくい顔の治療では、タクロリムスが重宝します。

▼ステロイド外用薬

最強	
とても強い	
強い	タクロリムスが炎症を抑える強さはここに該当
弱い	タクロリムスが炎症を抑える強さはここに該当
もっとも弱い	

量の上限

タクロリムス軟膏は、1日の使用量の上限が決まっています。炎症のあるところすべてに、FTUを目安にして塗ると、使用量オーバーの恐れも。使用部位と回数、塗る量をよく確認しましょう。

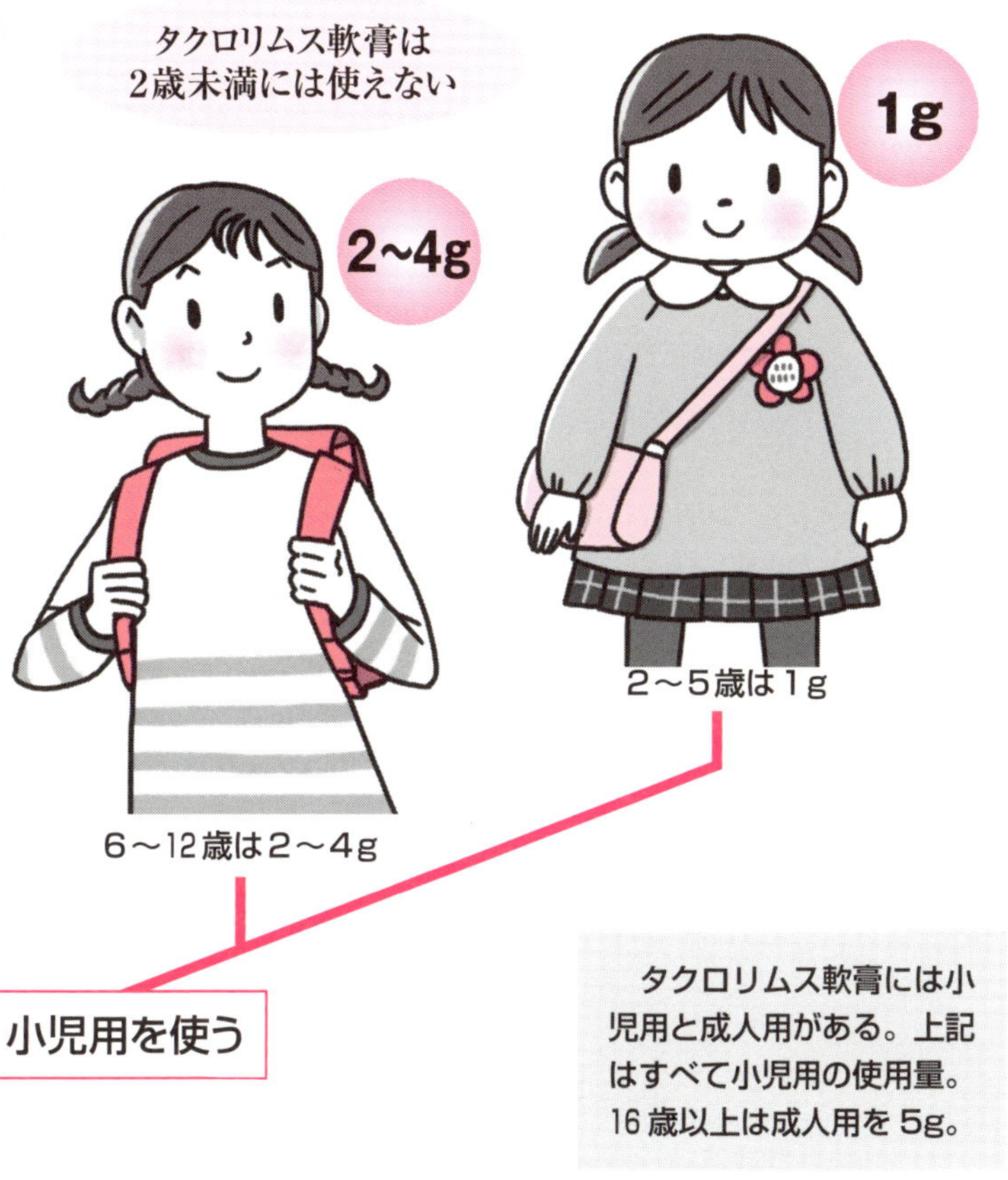

タクロリムス軟膏は
2歳未満には使えない
1g
2～5歳は1g
2~4g
6～12歳は2～4g
小児用を使う
タクロリムス軟膏には小児用と成人用がある。上記はすべて小児用の使用量。16歳以上は成人用を5g。

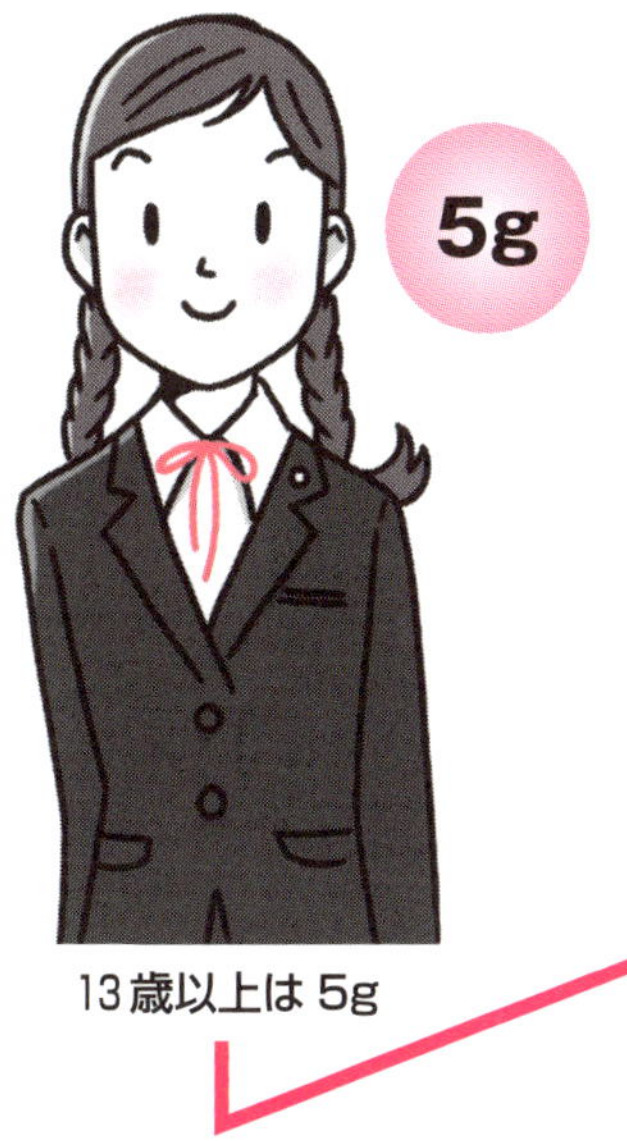

5g
13歳以上は5g

タクロリムス②

最初はヒリヒリするが、徐々に慣れてくる

タクロリムス軟膏は、ステロイド外用薬を使いにくい顔や首の炎症を抑えるのに役立ちますが、使いはじめの刺激感で敬遠されてしまいがち。最初の一週間を乗り切れるかどうかが、ポイントです。

主な副作用

薬そのものの副作用のほか、とびひやおできなど、感染性の病気を合併する可能性があります。免疫を抑える働きによって、細菌やウイルスに対する皮膚の抵抗力が下がるためです。

刺激
しみる、熱い、ピリピリするなど、皮膚への刺激感

かゆみ
皮膚への刺激感から、かえってかゆみが増す

とびひ
ステロイド外用薬を使ったときと同様に免疫が抑えられるため、おでき、とびひ、ニキビなど感染性のできものができやすくなるので要注意

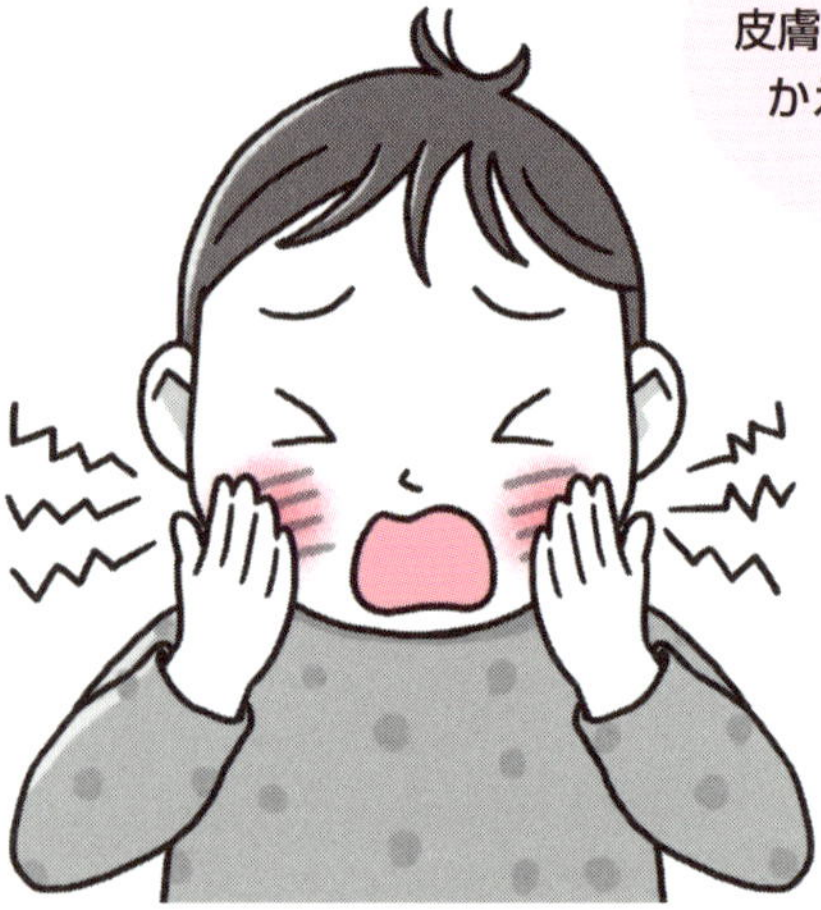

幼い子どもでは「しみて痛い」と、塗るのをいやがることもある

Q 発がん性があると聞いたのですが?

タクロリムス軟膏が登場して一〇年以上、この薬が原因のがんがみつかったことはありません。ネズミを使った実験でリンパ腫が起こりやすかったというデータがあります。ただし、マウスは人間より皮膚が薄く薬を吸収しやすく、実験期間がマウスの一生に相当しています。人間がタクロリムスを適切に使用した場合、危険はないと考えられます。

また、紫外線に当たると皮膚がんになりやすくなる可能性が指摘されたのも、実験段階の話です。通学など、日常生活の範囲であれば問題ありません。ただ、念のため、スキーや海水浴などで強い日光を浴びるときは外用を中断するように、指導されます。

免疫の過剰さを抑える作用がある

タクロリムス軟膏は、免疫抑制薬の塗り薬です。皮膚の中にいる免疫細胞の働きを抑え、炎症をしずめる働きがあります。しかし、免疫細胞以外の細胞にはほとんど作用しません。そのため、ステロイドの塗り薬よりも副作用が少なくてすみます。

ただし、使いはじめに皮膚がピリピリして痛んだり、ほてった感じがするなどの難点があります。そこで薬の使用をやめないでください。しばらく使って皮膚が回復してくると、吸収される薬が少なくなるので、刺激感も和らいできます。

▼効果のしくみ

免疫細胞のＴ細胞の働きを抑える

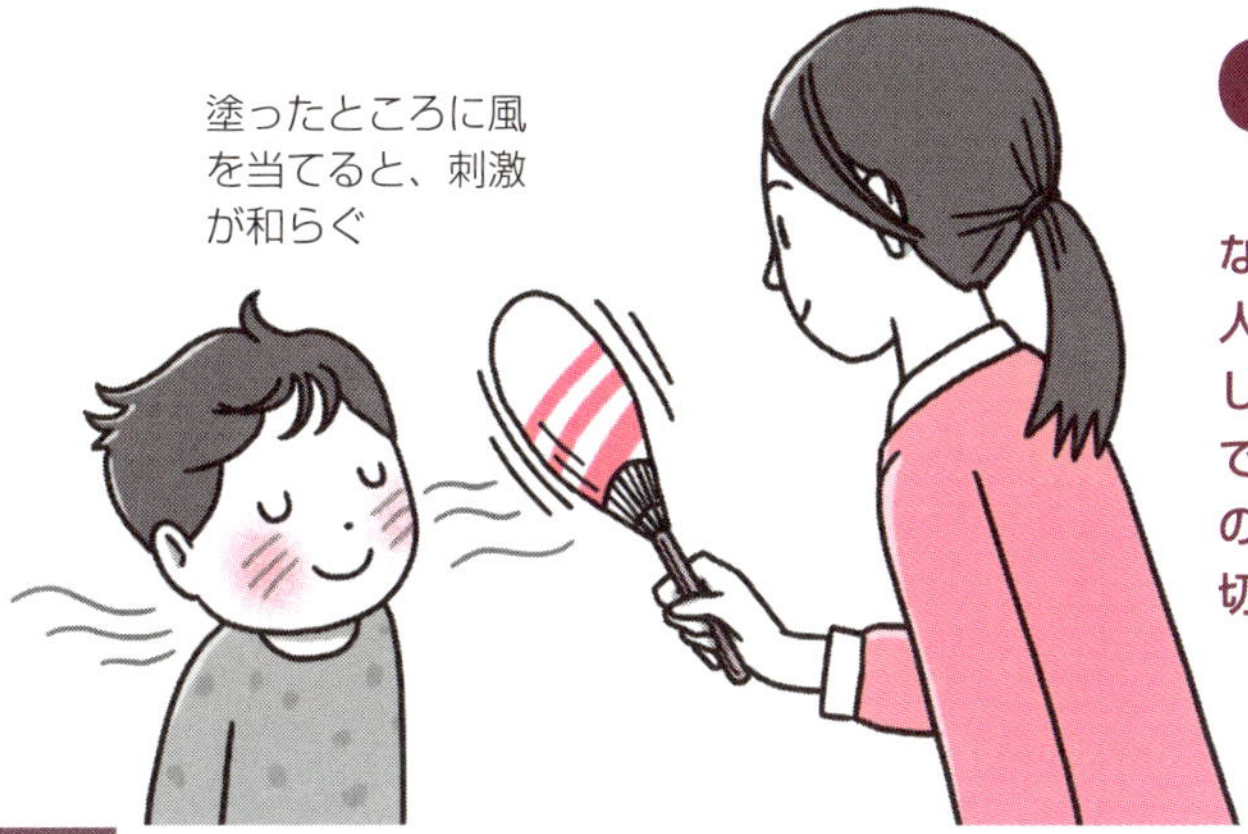

塗ったところに風を当てると、刺激が和らぐ

副作用への対応

皮膚の刺激感のために、薬が合わないと思ってすぐに中断してしまう人がいます。しかし、がまんして少しずつ使いつづけると、１週間ほどで症状は徐々に和らいできます。この時期を工夫して乗り切りましょう。

一八塗りというように、最初はおでこと頬だけに少量を塗るとよい

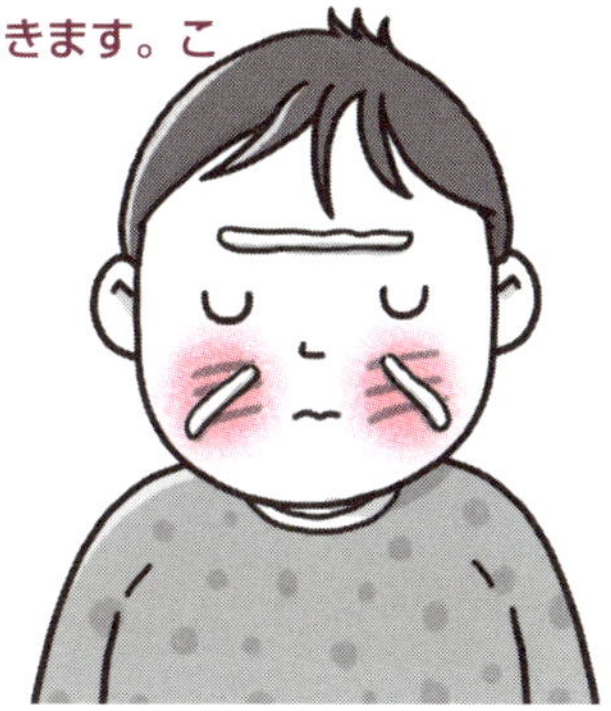

処方できるのは専門医のみ

タクロリムス軟膏は、医療保険が適用される薬ですが、どこの科でも、どんな医師でも処方できるわけではありません。「アトピー性皮膚炎の治療に精通した医師」だけが処方できるという決まりがあります。

子どもの場合は、皮膚科、アレルギー科、小児科です。なお、大人なら皮膚科、アレルギー科で相談してみましょう。

▼3〜7日で

バリア機能が回復すれば、皮膚の中に少ししか入らないので、軟膏はしみなくなる

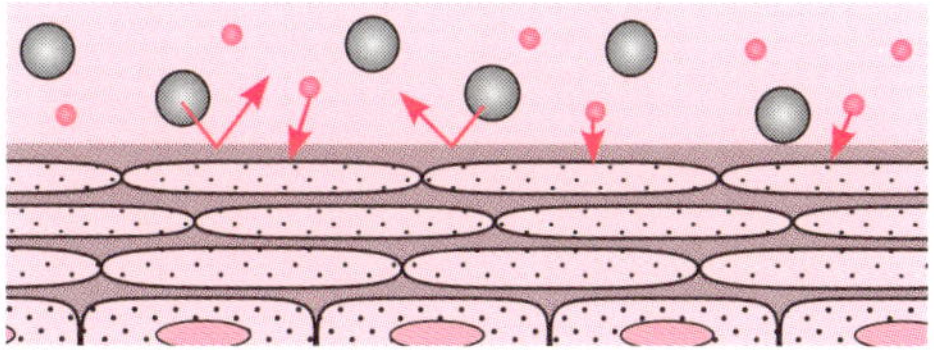

新しい使い方

「プロアクティブ療法」が注目されている

アトピー性皮膚炎では、炎症が起こったときに薬を使う「リアクティブ療法」が中心でした。最近、ゆっくりと薬を減らし、少量の薬を長く使う「プロアクティブ療法」が登場し、注目されています。

軽症の場合

炎症が起こったらステロイド外用薬を使い、治まったらスキンケアでよい状態をキープします。リアクティブ療法です。

▼症状の程度

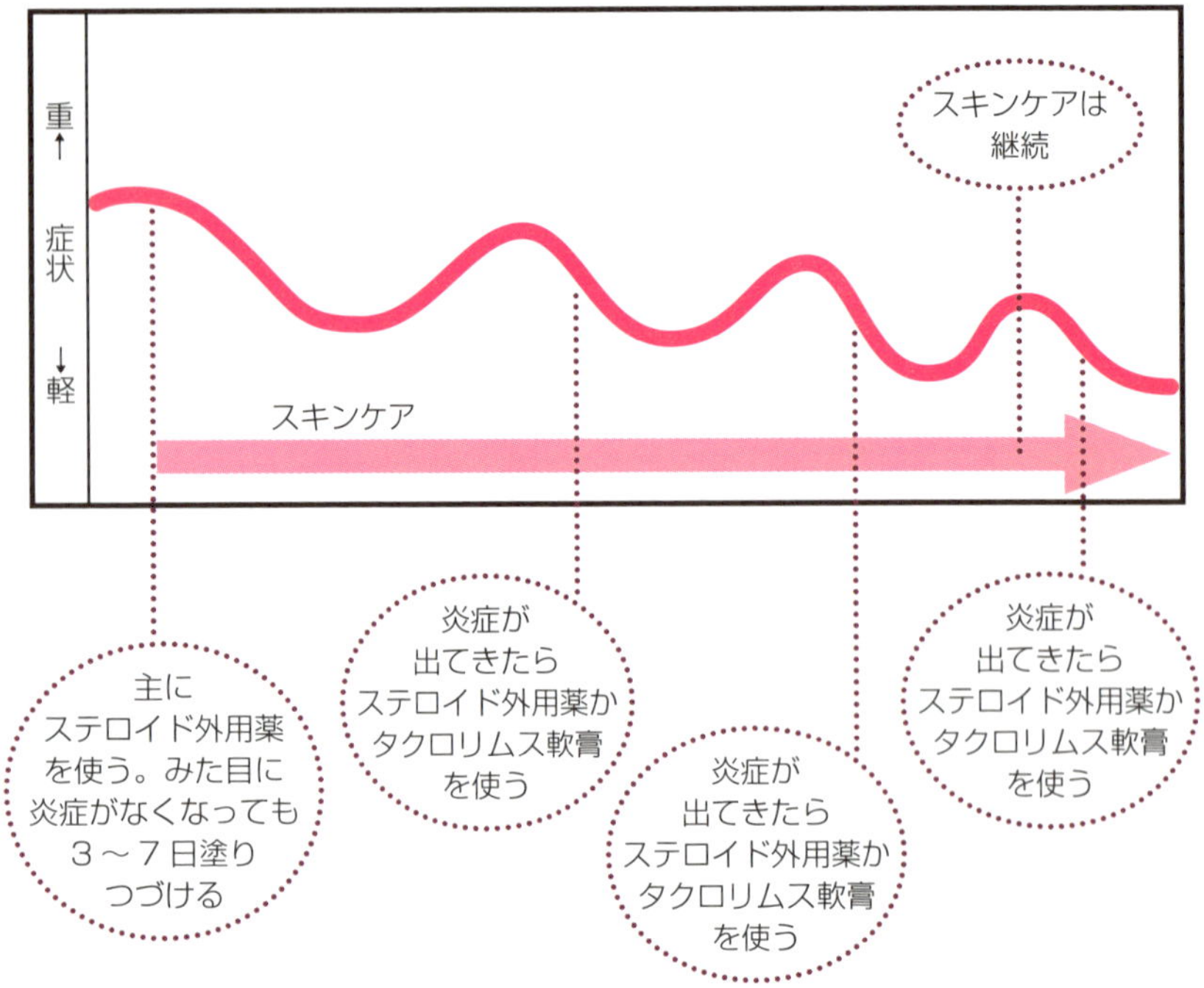

重↑
症状
↓軽
スキンケア
スキンケアは継続
主にステロイド外用薬を使う。みた目に炎症がなくなっても3～7日塗りつづける
炎症が出てきたらステロイド外用薬かタクロリムス軟膏を使う
炎症が出てきたらステロイド外用薬かタクロリムス軟膏を使う
炎症が出てきたらステロイド外用薬かタクロリムス軟膏を使う

症状がなくなってもしばらく続ける

炎症が治まったら薬をやめ、スキンケアでよい状態を保つのが基本ですが、切り替えがうまくいかないと、再発をくり返します。

最近、再発しやすい患者さんには、症状がなくなったあと、薬を塗る間隔を少しずつあけていく治療法が登場しています。毎日塗っていた薬を、一週間に一日休むところから始め、数ヵ月かけて少しずつ薬を使う日を減らしていきます。最終的には保湿剤だけでコントロールできるようにします。

皮膚の中の炎症をしっかりしずめ、悪化を予防するという意味で、「プロ（＝前もって）アクティブ療法」と呼ばれます。

中等症の場合

炎症の程度に応じたステロイド外用薬を使います。表面がきれいになっても、皮膚内部の炎症をコントロールするために、しばらく薬を使います。

よい状態を保っている時期にも、弱いステロイド外用薬を使うことで、皮膚内部の炎症をコントロールでき、悪化を防ぎます。

▼症状の程度

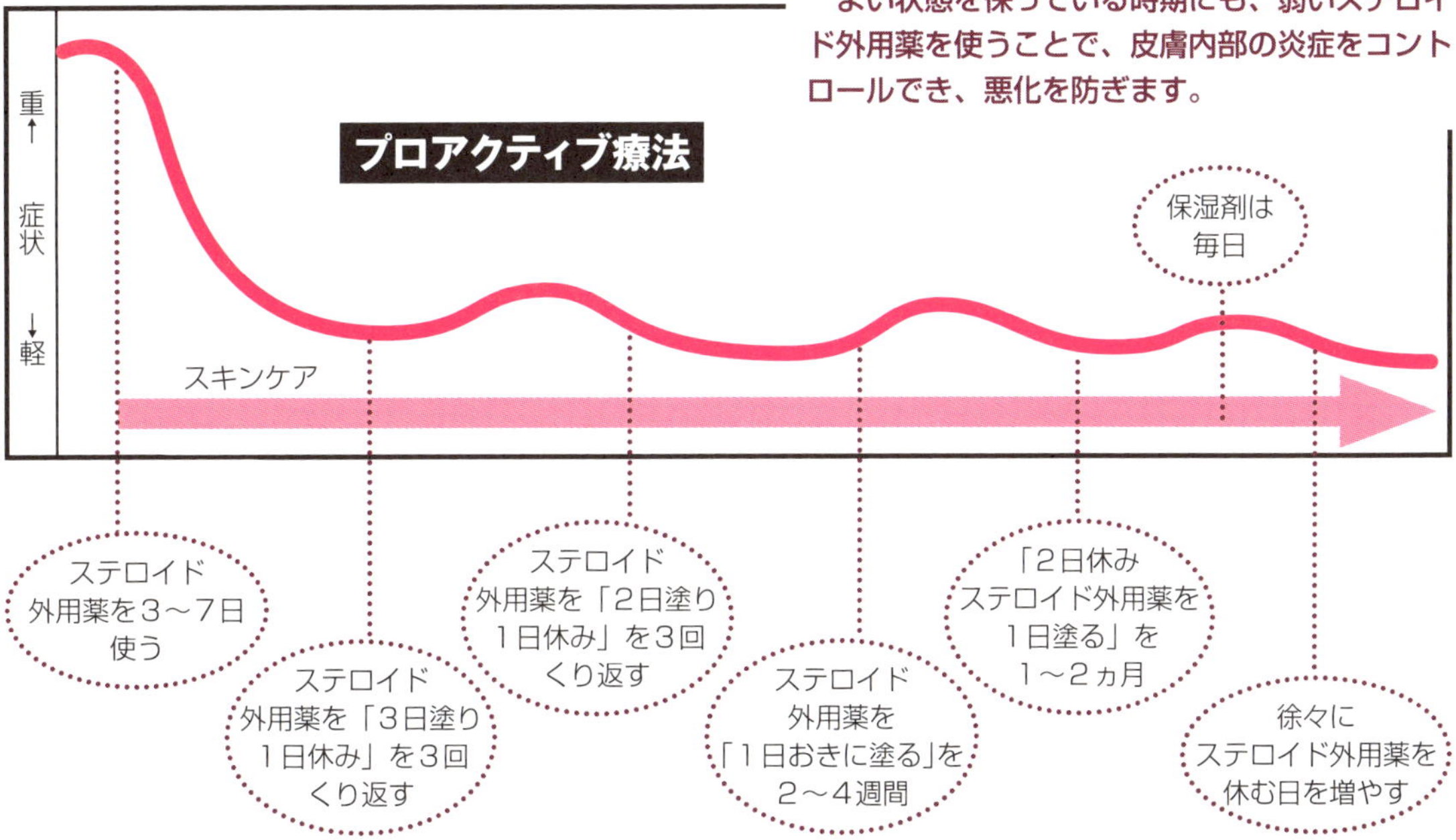

重
↑
症状
↓
軽
プロアクティブ療法
スキンケア
保湿剤は毎日
ステロイド外用薬を３～７日使う
ステロイド外用薬を「３日塗り１日休み」を３回くり返す
ステロイド外用薬を「２日塗り１日休み」を３回くり返す
ステロイド外用薬を「１日おきに塗る」を２～４週間
「２日休みステロイド外用薬を１日塗る」を１～２ヵ月
徐々にステロイド外用薬を休む日を増やす

▼中途半端に使っていると……

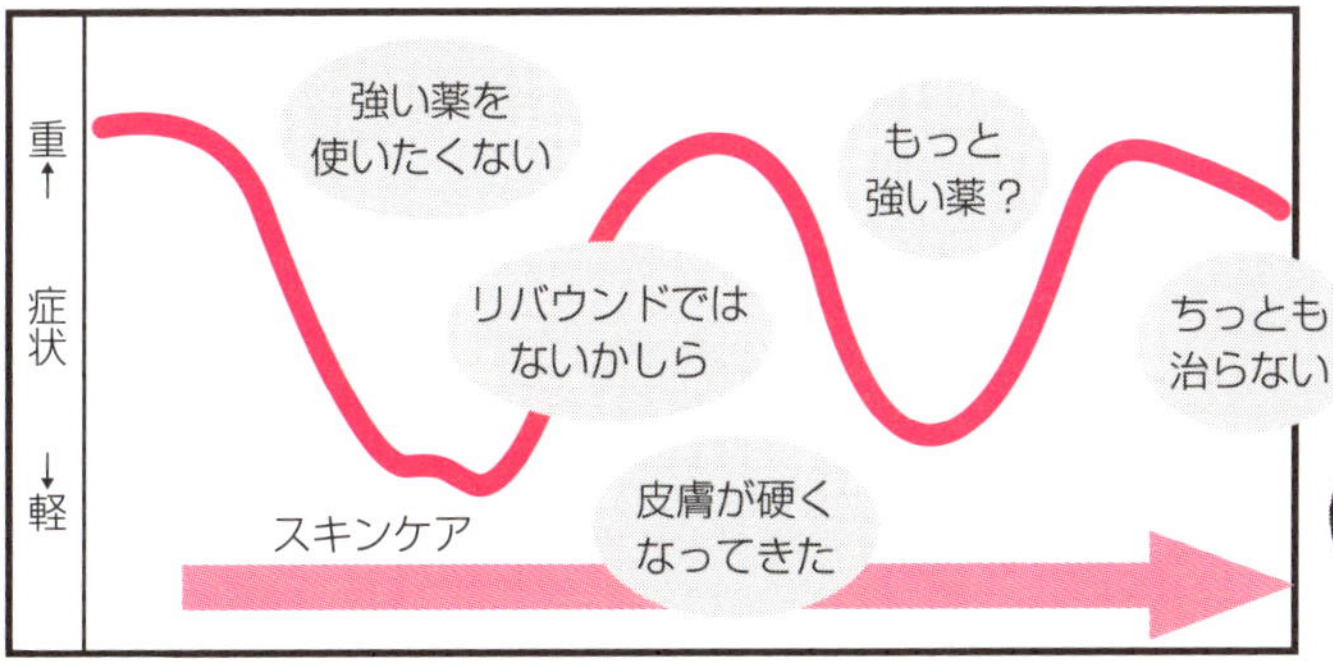

重
↑
症状
↓
軽
強い薬を使いたくない
リバウンドではないかしら
もっと強い薬？
ちっとも治らない
皮膚が硬くなってきた
スキンケア

「ちょっとよくなったから」とすぐに薬を中断したり、塗る量を控えたりすると、炎症がすぐにぶり返します。これをくり返すうちに、皮膚の状態が悪化して、さらに強いステロイド外用薬が必要になっていきます。

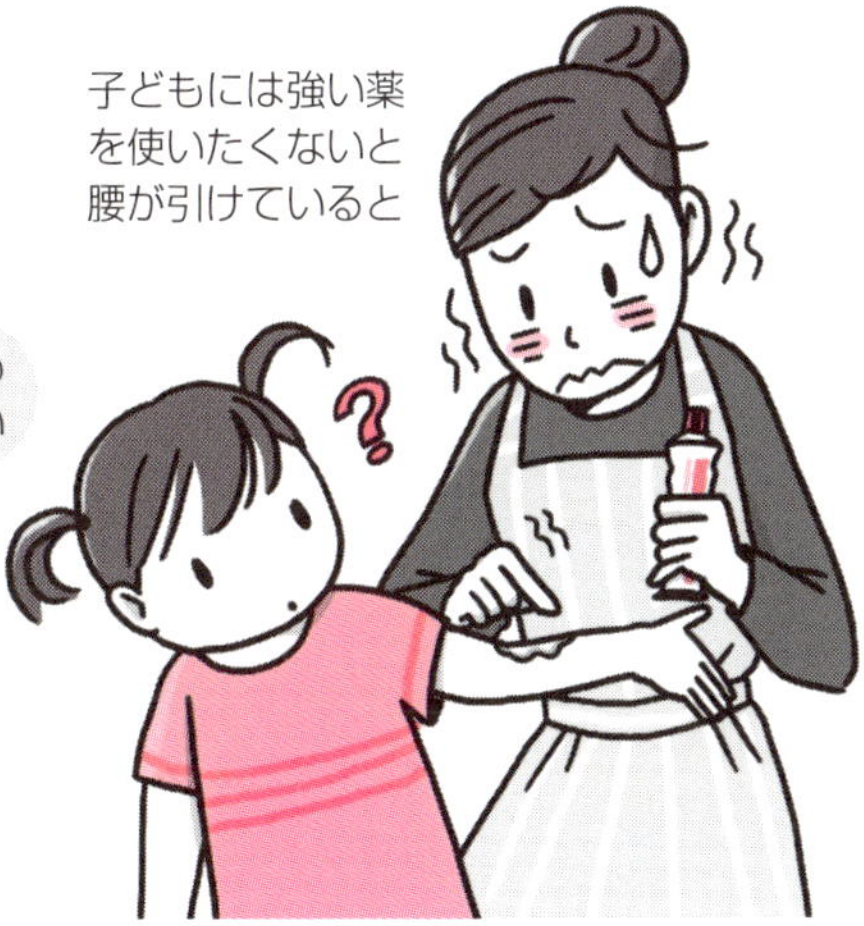

子どもには強い薬を使いたくないと腰が引けていると

飲み薬

かゆみが強いときには、塗り薬と併用する

アトピー性皮膚炎では、かゆみを和らげたり、アレルギー反応を抑えるための飲み薬を使うことがあります。人によって効果に差があるので、医師と相談しながら、自分に合った薬をみつけましょう。

飲み薬だけではかゆみを抑えられない

アトピー性皮膚炎では、ヒスタミンというかゆみの原因物質をブロックする飲み薬や、アレルギーの飲み薬が使われます。ただし、これらの薬はあくまでも補助的なものです。炎症を抑えかゆみを止めるには、塗り薬による治療が欠かせません。

なお、塗り薬だけではよくならないほど重症の場合、ごく限られた期間、ステロイドや免疫抑制薬の飲み薬を使うこともあります。

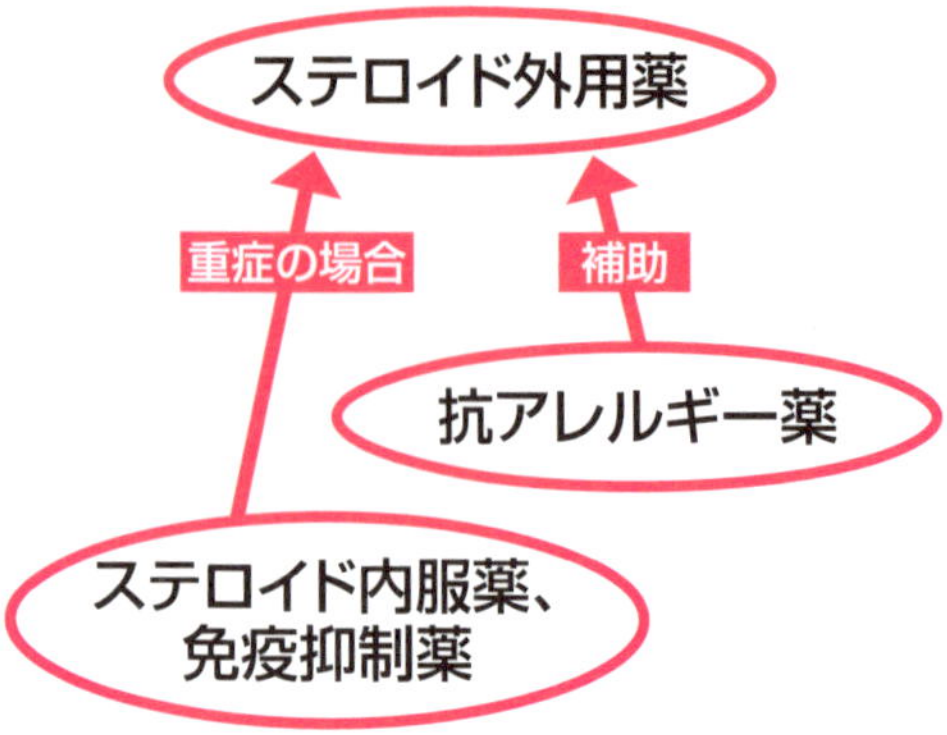

飲み薬は、あくまでも塗り薬の補助として使う

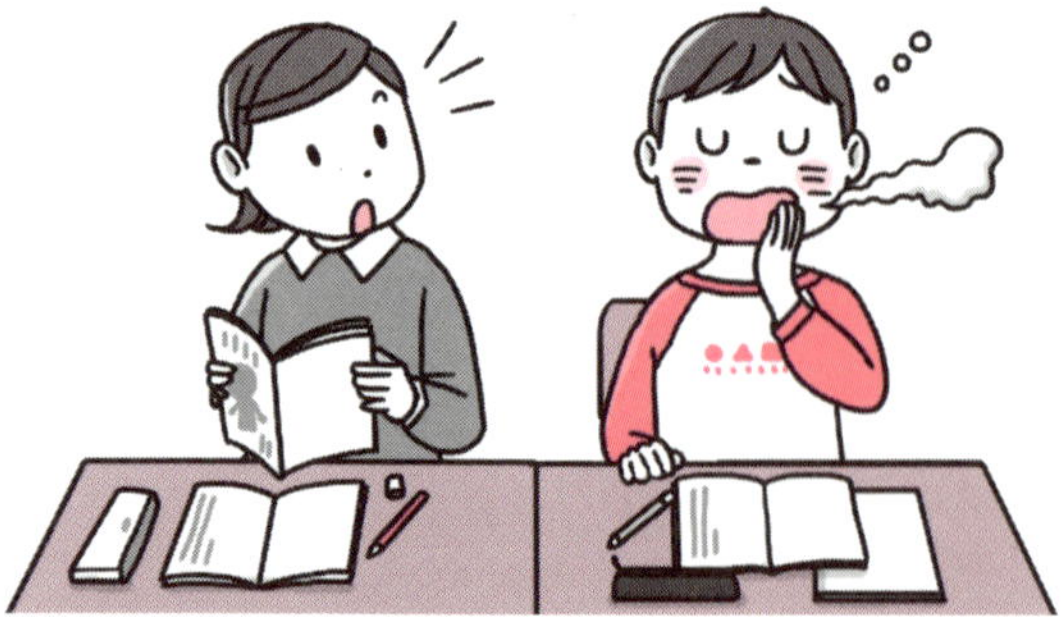

抗アレルギー薬には、眠くなるなどの副作用がある

▼効果のしくみ

抗アレルギー薬には、抗ヒスタミン作用をもつ薬ともたない薬があります。

抗ヒスタミン作用

マスト細胞から出たヒスタミンの働きを抑える。抗ヒスタミン作用をもつ薬を抗ヒスタミン薬ともいう

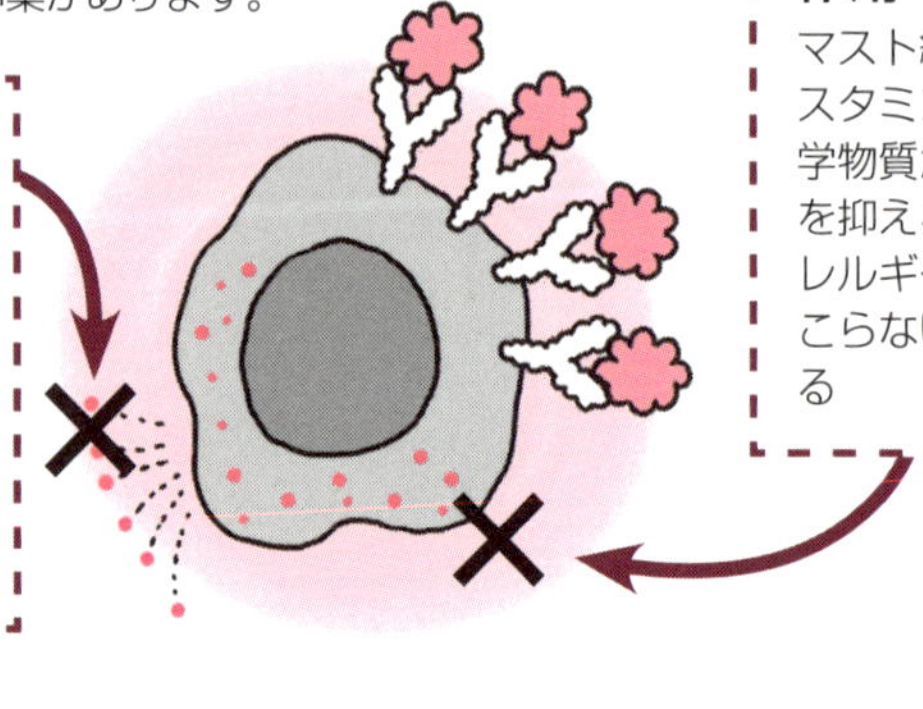

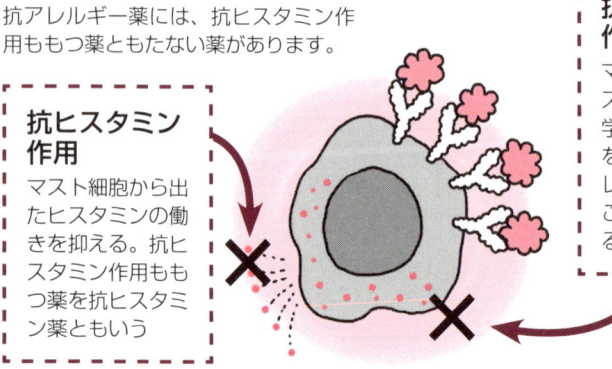

抗アレルギー作用

マスト細胞からヒスタミンなどの化学物質が出ることを抑えるなど、アレルギー反応が起こらないようにする

飲み薬の種類

アトピー性皮膚炎に用いる飲み薬は、抗アレルギー薬が中心です。重症の場合にはステロイド内服薬や免疫抑制薬の内服薬を短期間使うこともあります。

抗アレルギー薬（一般名）

抗ヒスタミン作用なし	抗ヒスタミン作用あり	
リザベン	ザジテン	レミカット
アイピーディ	アゼプチン	アレロック
インタール	セルテクト	クラリチン
	ゼスラン	クロダミン
	ニポラジン	アレルギン
	アレグラ	ネオレスタミンコーワ
	アレジオン	ポララミン
	エバステル	ペリアクチン
	ジルテック	ホモクロミン
	ザイザル	アタラックス
	タリオン	タベジール
	ダレン	

ステロイド内服薬

セレスタミン、リンデロン、
プレドニン

アレルギー反応を強力に抑える働きがあるため、「通常の治療では効果がない」「皮膚の状態がきわめて悪い」ときに、ごく短期間使う。「抵抗力が弱まる」「骨が弱くなる」「糖尿病のリスクが高まる」などの副作用があるので、医師の指示は必ず守ること。

免疫抑制薬の内服薬

シクロスポリン
（商品名：ネオーラル®）

重症の患者さんに、最長 12 週間に限って使う。異常な免疫反応を抑えて、症状を改善させる。腎臓の機能が低下するなどの副作用があるため、1 日の使用量に上限があり、さらに使用中は定期的に血液中の濃度をチェックしていく。

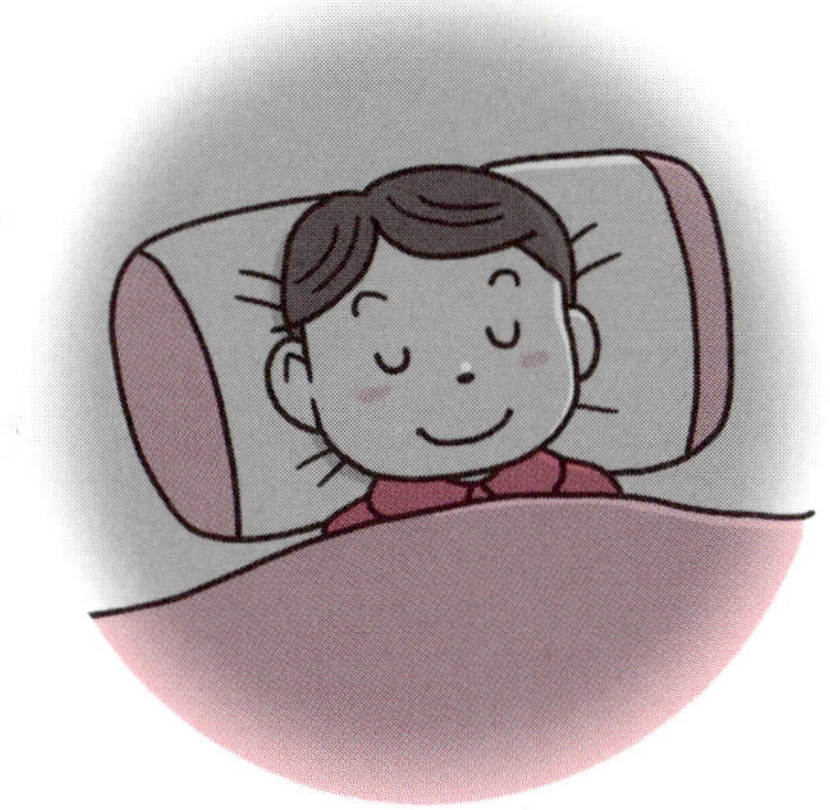
かゆみが強くて寝つけない場合、抗アレルギー薬を寝る前に飲めば、寝つきやすくなる

抗アレルギー薬は長期間飲みつづける薬

抗アレルギー薬に即効性はありません。長い間使うことで効いてくる薬です。体質を変えるのではなく、アレルギー反応を起こりにくくさせます。アトピー性皮膚炎の治療は長く続くので、そのぶん服用期間も長くなります。

飲みつづけることに不安を感じる人もいますが、安全性に問題はありません。副作用は眠気が強くなることです。かゆみを軽減させ、ステロイド外用薬の使用量を減らすためにも、長く使うのが一般的なのです。

治療に関しての不安や疑問を解消しよう

気になるけれど、医師に聞くほどではない……と思っていることが、意外に治療の効果に影響する場合もあります。ちょっとしたことでも、疑問や不安を解消して治療に取り組みましょう。

Q 赤ちゃんや子どもに強い薬を使って大丈夫?

ステロイド外用薬の副作用は、強さだけではなく、使う期間に比例して起こりやすくなります。つまり、強い薬でも短期間に使うだけなら、副作用は起こりにくいことを知っておきましょう。

炎症のひどい時期は、強い薬で炎症をしずめ、そのあとステロイド薬のランクを下げていき、塗る回数も徐々に減らします。

「心配だから」といって薬を使わなかったり、薄く塗ったりしていると、炎症が悪化します。すると、医師は薬の効き方が不十分だと判断して、ますます強い薬が処方されるという悪循環になります。

つらい症状を早く取り除いてあげるためにも、医師の指示を守って、正しく薬を使いましょう。

Q 市販のステロイド薬を使ってもよい?

ステロイド外用薬を薬店やインターネットで購入することは可能です。しかし、アトピー性皮膚炎の治療のためにはおすすめできません。市販のステロイド外用薬は安全性のため効き目が弱いものが多く、炎症がひどい人にはあまり効果が期待できません。

また、弱いからと安心してダラダラと使ったために、思わぬ副作用に見舞われることもあります。

インターネットでの購入には別の注意も必要です。「ステロイド不使用」をうたいながら、じつは強いステロイドが含まれた薬が売られていた例も複数あります。

症状や部位によって使う薬も違います。自己判断で市販薬を使うのは、避けたほうがいいでしょう。

Q サポーターをして寝かせても、朝には外れています

睡眠中に皮膚をかくのを防ぐための手袋やサポーターが朝に外れているということは、それだけかゆみが強いサイン。放っておくと、炎症が悪化します。

医師にかゆみが強いことを相談しましょう。症状にもよりますが、炎症が強くかゆみがひどい部分に、数日だけ強いステロイド外用薬を使って、集中的に治す方法があります。かゆみを和らげる飲み薬を併用することもあります。

また、かき壊さないように爪を短くしたり、かゆみを強くする習慣や環境がないか、見直すのも大切です。体が温まるとかゆみが強くなるので、寝る直前に入浴するのを避けたり、寝室でクーラーを使うなど工夫しましょう。

Q ステロイドを自分で薄めて使ってもよい？

皮膚科でも、塗りやすくしたり、保湿効果を高めるために、ステロイドにワセリンを混ぜたクリームを処方することがあります。

ただし、ワセリンで薄めた（希《き》釈《しゃく》）と思っても、ステロイドが皮膚から入る量が少なくなるわけではありません。ワセリンで二分の一の濃度に薄めても、作用が半分になるわけではないのです。自分で希釈することで正しい使用量がわからなくなり、場合によっては使いすぎる可能性もあります。

「ステロイド軟膏は塗りにくい」という理由で、ワセリンを混ぜて使う場合も、混ぜる量などを医師に相談しましょう。

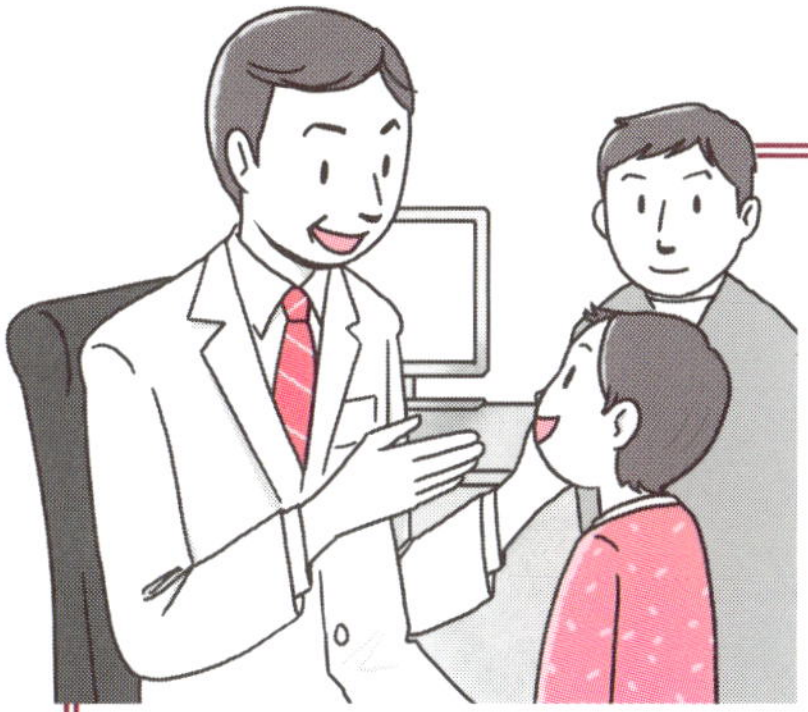

「薄めて使ってもいい？」など、薬について疑問があれば、医師に尋ねてみよう

Q 保湿剤を使うと石油成分が体にたまる？

保湿剤として使われる「ワセリン」は、石油から精製されます。かなり昔ですが、不純物を除去しきれていなかったために、日光に当たると皮膚が黒くなるなどといわれた時期がありました。

しかし現在は、純度が高く副作用もまずありません。特に皮膚科でよく使われているもの（プロペト、サンホワイト）は、ワセリンの中でも純度の高いものです。

Q ジクジクした肌の治療法は？

皮膚の表面がジクジクしているときには、まず小児科か皮膚科で相談しましょう。特に乳児の場合、炎症部分から異物が入って、アレルギーの原因となる可能性があります。

治療では、患部を乾かして保護するために、水をはじく効果のあるワセリンをしっかり塗ります。

なお、ジクジクが治まっても、保湿ケアは続けましょう。

Q 皮膚から白い粉が落ちてきます

アトピー性皮膚炎の人は、もともと皮膚がはがれやすくなっています。しかし、はがれる量が多いのは治療がうまくいっていないサイン。かき壊した跡がかさぶたになってはがれたり、炎症をくり返している部分から古い皮膚が次々とはがれ落ちるからです。

きちんと治療して炎症を抑え、かゆみが治まってくると、はがれる皮膚の量は減ってきます。

Q 紫外線療法って何？

紫外線には、免疫を抑えたり、炎症をしずめる作用があります。そこで、通常の治療では効かない重症の患者さんで、炎症の起こっている部位に人工的に紫外線を照射して炎症を抑える治療法です。

紫外線には発がんのリスクもありますが、現在では「ナローバンドＵＶＢ」という紫外線の治療法が普及しており、リスクが少なくなっています。

COLUMN

患者本人や家族のための「日本アレルギー友の会」

体験者による療養相談や講演会などを開催

アトピー性皮膚炎をはじめとするアレルギー性の病気は、症状がひどい時期だけではなく、ふだんからアレルゲンを避けたり、薬を使ったりと生活上の制約も多く、患者さん本人も、家族もつらい思いをします。

　アトピー性皮膚炎は幼少時に発症することが多いため、保護者が過度に自分を責めたりして周囲にも相談できず、孤立してしまうことが少なくありません。

「日本アレルギー友の会」は、患者とその家族によって運営されている患者会で、機関誌を発行したり、講演会を開いて病気についての正しい知識を発信しています。

　また、病気についての相談にも応じています。相談は、病気や治療に関するものだけではありません。日常の不便さや悩み、将来への不安など、病気からくるつらさを訴える人もたくさんいます。同じ病気を経験したスタッフだからこそわかる言葉が、患者さんや家族を支えているのです。

　身近に悩みを相談する相手がいない、治療についての疑問や不安が解消できない……などの悩みがあるときは、友の会を利用するのもひとつの方法です。家族が病気について理解し、治療に前向きに取り組む姿勢をみせることが、患者さん本人の支えになります。

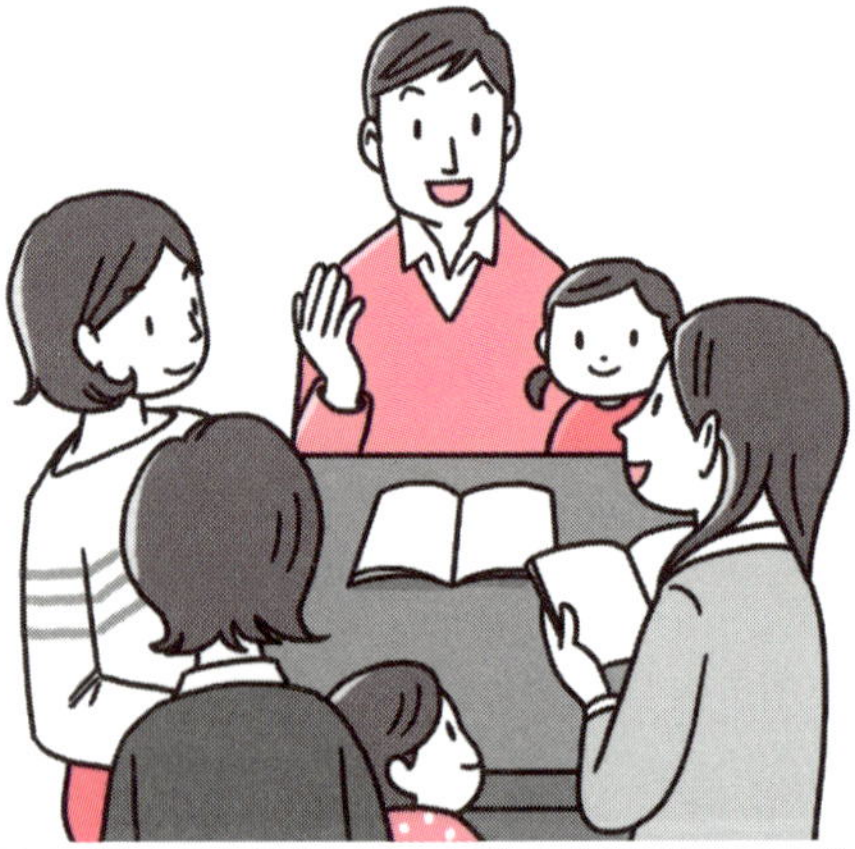

ホームページからも治療情報や
体験記を発信している
http://www.allergy.gr.jp/
03-3634-0865（火・土の11～16時）

健康ライブラリー イラスト版

子《こ》どものアトピー性《せい》皮《ひ》膚《ふ》炎《えん》 正《ただ》しい治《ち》療《りょう》法《ほう》

2016年4月11日 第1刷発行

監 修	江藤隆史（えとう・たかふみ）
発行者	鈴木 哲
発行所	株式会社講談社
	東京都文京区音羽二丁目12-21 郵便番号 112-8001 電話番号 編集 03-5395-3560 販売 03-5395-4415 業務 03-5395-3615
印刷所	凸版印刷株式会社
製本所	株式会社若林製本工場

N.D.C. 493 98p 21cm

ISBN978-4-06-259802-6

■監修者プロフィール

江藤 隆史（えとう・たかふみ）

東京逓信病院皮膚科部長。1977年東京大学工学部卒。1984年東京大学医学部卒。関東中央病院、東京大学医学部皮膚科を経て、ハーバード大学病理学教室に留学。帰国後、東京大学医学部皮膚科にて医局長、講師・病棟医長を務め、1994年より東京逓信病院皮膚科医長。1998年より同部長。2014年より副院長を兼任。専門はアトピー性皮膚炎、乾癬、悪性黒色腫、水疱症。定期的に病院内でアトピー教室をおこない、患者さんのアトピー性皮膚炎への正しい理解を助けている。自己判断で対応し、悪化したアトピー性皮膚炎が江藤医師にかかり、劇的によくなったという声も多く、患者さんからの信頼は篤い。日本臨床皮膚科医会副会長。日本皮膚科学会代議員・運営委員。日本乾癬学会評議員。

■参考資料

日本アレルギー学会『小児アレルギー疾患総合ガイドライン 2011』協和企画

NPO法人日本アレルギー友の会著／宮本昭正総監修／江藤隆史監修『患者の会がつくる患者だからわかるアトピー性皮膚炎 素朴な疑問から治療法まで』小学館

海老澤元宏監修『食物アレルギーのすべてがわかる本』講談社

大矢幸弘／江藤隆史協力『新版よくわかるアトピー性皮膚炎』（公財）日本アレルギー協会

川島眞監修『もう迷わない アトピー性皮膚炎』（小冊子）

川島眞監修『アトピー性皮膚炎 なんでも Q&A』（小冊子）

竹原和彦著『プロトピック® 軟膏 Q&A』（小冊子）

●編集協力 オフィス201（新保寛子） 原かおり
●カバーデザイン 松本 桂
●カバーイラスト 長谷川貴子
●本文デザイン 勝木デザイン
●本文イラスト 渡辺裕子 千田和幸
●取材協力 認定NPO法人日本アレルギー友の会
マルホ株式会社

講談社　健康ライブラリー　イラスト版

子どものアレルギーのすべてがわかる本

国立病院機構相模原病院臨床研究センターアレルギー性疾患研究部長
海老澤元宏　監修

アトピー性皮膚炎、食物アレルギー、ぜんそくなど、成長につれて変化していくアレルギー症状の対策・治療を図解！

定価　本体1200円（税別）

食物アレルギーのすべてがわかる本

国立病院機構相模原病院臨床研究センターアレルギー性疾患研究部長
海老澤元宏　監修

血液検査が陽性でも食べられないとは限らない。正しい食事管理から緊急時の対応法まで徹底解説！

定価　本体1300円（税別）

ことばの遅れのすべてがわかる本

言語聴覚士
中川信子　監修

ことばの遅れはよくあること。発語がないからって、心配しないで。あせらず育てる10のコツを紹介します。

定価　本体1200円（税別）

起立性調節障害がよくわかる本

朝起きられない子どもの病気

ＯＤ低血圧クリニック田中院長
田中英高　監修

遅刻や欠席をくり返す、全国で約70万人の中高生が発症！症状の見極め方から治療法までがわかる決定版。

定価　本体1200円（税別）

子どもの花粉症・アレルギー性鼻炎を治す本

ながくら耳鼻咽喉科アレルギークリニック院長
永倉仁史　監修

子どもの症状はくしゃみ、鼻水だけではない。大人と違うから気づきにくい。年代別対応法と根本から治す最新療法がわかる。

定価　本体1300円（税別）

チックとトゥレット症候群がよくわかる本

東京医科大学小児科名誉教授／北新宿ガーデンクリニック
星加明徳　監修

育て方の問題？子どもの10人に1～2人が発症するチック。原因、対応法、治療について名医が多くの不安に応える。

定価　本体1200円（税別）

講談社　こころライブラリー　イラスト版／健康ライブラリー　スペシャル

子どもの心の発達がわかる本

同志社大学赤ちゃん学研究センター教授
小西行郎　監修

赤ちゃんの心と脳はどんなふうに成長するの？0歳から幼児期まで知っておきたい知識が満載！

定価　本体1300円（税別）

3歳までの子育てに大切なたった5つのこと

児童精神科医
佐々木正美　監修

「5つのこと」を心がけるだけでみるみる変わる！パパ＆ママ、保育園・幼稚園の先生向けのハッピー子育てレッスン。

定価　本体1300円（税別）